RINITIS Y SINUSITIS

Síntomas y remedios naturales

© Adolfo Pérez Agustí (2023)

RINITIS Y SINUSITIS

Síntomas y remedios naturales

edicionesmastersmail.com

Hay especialistas que consideran que la rinitis está más relacionada con las alergias que con las infecciones de los senos paranasales. También dicen que influye la cronicidad de la afección, más habitual en la sinusitis pero en esencia, la rinitis se debe habitualmente a reacciones alérgicas o irritativas, y no suele pasar a estados de cronicidad, mientras que las sinusitis son crónicas y el componente infeccioso (sea viral, fúngico o bacteriano) suele estar presente

La sinusitis suele declararse durante el curso de otras enfermedades infecciosas y comienza por dolor de cabeza, secreción nasal e incluso fiebre, siendo habitual una gran sensibilidad a la presión local. Son normales los dolores generalizados, la anorexia, el vértigo e incluso los dolores de muelas. En los casos crónicos o mal curados, la sintomatología es algo menos intensa y se percibe un dolor de cabeza casi continuo en la zona por donde pasan los senos nasales. Los resfriados agudizan el malestar y los casos más serios producen un olor fétido, casi siempre a causa de un absceso alveolar. Si hay fiebre y escalofríos, indicará que la infección se ha extendido.

La rinitis aguda, más comúnmente asociada a los trastornos invernales de vías respiratorias altas, está causada por bacterias, mientras que la crónica puede ser motivada por diferentes gérmenes o enfermedades generales. También son frecuentes las rinitis atróficas en cuya mucosa interna se forman costras y son frecuentes las epistaxis, así como las vasomotoras que es una variedad de la atrófica pero puede haber secreción y estornudos, y la alérgica.

CAPÍTULO 1

Anatomía y fisiología de la nariz

La nariz es una de las estructuras más importantes de todo el cuerpo humano. Situada entre los ojos sirve como entrada para el aire exterior hacia el tracto respiratorio, albergando también el órgano olfativo y comunicándose con el gusto y la glándula pituitaria. En el interior ofrece pequeños lugares donde alberga el aire para la respiración, filtrando las partículas externas más grandes, calentando y enfriando el aire para estabilizarlo a 37°, humedeciéndolo y eliminando sustancias y bacterias procedentes del interior. También dispone de un sistema para expulsar violentamente aquello potencialmente perjudicial. Además, aumenta la presión y velocidad del aire inhalado, aliviando así el esfuerzo pulmonar.

La superficie total disponible en la mucosa nasal se estima en aproximadamente 180 cm², de los cuales 10 cm² es mucosa olfatoria y 170 cm² que pertenecen a esta ricamente vascularizada mucosa respiratoria. Durante el paso a través de esta amplia superficie de la mucosa, el aire es calentado y humidificado por un rico lecho vascular (capilar) que está directamente debajo de la superficie.

Un pequeño segmento de la capa contiene las células nerviosas, que son los actuales órganos de los sentidos. Las fibras, llamadas dentritas, que sobresalen de las células nerviosas en la cavidad nasal, sólo están cubiertas por una capa delgada de humedad. La humedad disuelve las partículas microscópicas que el aire ha llevado a la nariz de sustancias que emiten mal olor, y las partículas disueltas en el líquido estimulan los nervios olfatorios.

Cavidad nasal, tabique y cornetes

La nariz tiene dos cavidades, separadas una de otra por una pared de cartílago llamada tabique, idealmente situado en el centro. Este **tabique** es cartilaginoso en su parte anterior y óseo en la porción posterior y se encuentran por debajo de la cavidad craneana y en su cara externa se advierten los tres salientes: cornetes superior, medio, e inferior.

El tabique desviado ocurre cuando se desplaza hacia un lado, ocasionando un pasaje nasal más pequeño. Si la desviación es severa, puede bloquear un lado de la nariz y reducir el flujo de aire, causando dificultad para respirar, sangrado por la nariz y otros síntomas. Ambas cavidades nasales aumentan el área superficial disponible, proporcionando así un rápido calentamiento y humidificación del aire a medida que pasa a los pulmones. En los vertebrados superiores el epitelio olfativo se asocia con las cámaras superiores, lo que proporciona un sentido más agudo del olfato.

En los seres humanos, que son menos dependientes del sentido del olfato, los **cornetes nasales** (las proyecciones óseas en el interior del paso de la respiración en cada lado de la nariz) son pequeños y redondeados. Hay tres cornetes en cada lado: inferior, medio y superior. El cornete inferior es el más grande de los tres, y el cornete superior es el más pequeño. En casos muy raros, un cuarto par de pequeños cornetes pueden estar presentes. Los cornetes son muy importantes porque preparan el aire que se respira antes de entrar en sus pulmones y le ayudará a sentir o percibir el nivel de flujo de aire por la nariz.

La forma de la **cavidad nasal** es compleja. La sección delantera, por dentro y por encima de cada fosa nasal, se llama **vestíbulo**, detrás del cual y a lo largo de cada pared exterior hay tres elevaciones. Cada elevación, llamada cornete nasal, se cierne sobre un pasaje de aire. Al lado, y por encima, está la región olfatoria de la cavidad nasal. El resto de la cavidad es la porción respiratoria.

Las dos regiones de la cavidad nasal tienen un revestimiento diferente. El vestíbulo, a la entrada de la nariz, está recubierto por la piel que lleva pelos cortos y gruesos llamados **vibrisas**. En el techo de la nariz, el órgano olfativo con su epitelio sensorial comprueba la calidad del aire inspirado. Alrededor de dos docenas de nervios olfativos transmiten la sensación de olor a las células olfativas a través de la parte ósea situada en el techo de la boca. También sirve para la quimiorrecepción en algunos animales como los reptiles, anfibios, mamíferos, aunque no ocurre en todos los grupos de tetrápodos. Se trata de un paquete de células sensoriales dentro de la cámara nasal principal que detecta la humedad, las sustancias pesadas y el olor de las partículas. Los olores aerotransportados, por el contrario, son detectados por las células olfativas sensoriales situadas en las cámaras principales nasales. Algunos grupos de mamíferos también inician un comportamiento conocido como la respuesta *flehmen*, en el que el animal facilita la exposición del órgano vomeronasal (órgano Jacobson) a un olor o feromona mediante la apertura de la boca y el rizar del labio superior durante la inhalación. Este órgano fue llamado así por su descubridor, el anatomista danés Ludvig Jacobson Levin, en 1811. Se trata de una estructura emparejada que en algunas especies surge como una evaginación del piso del saco nasal, pero que en ocasiones está ausente o poco desarrollada.

Además de comunicarse con los pulmones, a través de las vías respiratorias, las fosas nasales los hacen con el oído interno a través de la **trompa de Eustaquio** (para equilibrar las presiones de aire sobre el tímpano), con los senos frontales (los huecos que se sitúan en el hueso frontal), y también con los **conductos lacrimales**.

El área respiratoria se encuentra recubierta con un paño húmedo llamado membrana mucosa y unos pelos finos llamados cilios, que sirven para recoger los restos. Están rodeados por una capa de líquido periciliar más fluido o capa de sol que permite la movilidad ciliar.

El moco de las células de la pared de la membrana también ayuda a atrapar las partículas de polvo, carbón, hollín, y las bacterias.

Senos paranasales

Los senos paranasales son bolsas de aire en los huesos detrás de la cara y la mandíbula, y se componen de cuatro cámaras que rodean la cavidad nasal. Se denominan senos maxilares (antrechea maxilar, bajo los ojos en el hueso maxilar), si es encima de los ojos senos frontales (hueso frontal, en la frente), entre los ojos senos etmoidales (hueso etmoides entre la nariz y los ojos), y detrás senos esfenoidales (en el centro de la base del cráneo bajo la glándula pituitaria). Todos están revestidos de aire con el epitelio respiratorio (un epitelio ciliado pseudoestratificado columnar).

Dos de ellos existen poco después de nacer, mientras que los otros dos se forman antes de nacer y tienen un desarrollo durante toda la vida, adoptando formas muy variables. Se trata de:

El seno maxilar –situado detrás de las mejillas.

Seno etmoidal –situado entre los ojos detrás del puente de la nariz.

Los otros dos se desarrollan más tarde:

Seno frontal -desarrollado en torno a la edad de siete años, y que se encuentra sobre la frente.

El seno esfenoidal -desarrollado durante la adolescencia, se encuentra detrás de los ojos, etmoides y en zonas profundas en la cara.

Los senos, hacen que el moco que está diseñado para limpiar las partículas atrapadas y bacterias, llegue a las fosas nasales, manteniéndose unidos por una membrana mucosa. Cuando el moco es delgado (en circunstancias saludables), los pelos minúsculos situados a lo largo de los senos paranasales llamados "cilios", atrapan a las bacterias y los hongos fuera del cuerpo por la nariz.

Se le atribuyen las siguientes funciones:

Aumento de la resonancia de la voz.

Proporcionar protección contra golpes en la cara.

Contribuir a mantener estable la temperatura en las sensibles raíces dentales y los ojos.

Rotar y disminuir la velocidad del aire en la cavidad nasal.

Humedecer y calentar el aire.

Regular la presión del aire.

Ayudar a las defensas orgánicas.

Órgano de Jacobson

Llamado también Órgano Vomeronasal (OVN), es un diminuto hoyo a cada lado del tabique nasal que se considera ligado a los quimiorreceptores no funcionales. Podría ser todo lo que queda de nuestra anterior gran habilidad para detectar feromonas. Aunque para muchos estudiosos es solamente una zona corporal que tiende a su desaparición, se cree que es útil en el proceso de la comunicación de mensajes químicos, como la preparación para la actividad sexual entre los miembros de la misma especie, lo que permite a algunas especies rastrear y localizar a sus presas. Hay mucha evidencia que sugiere que este órgano también puede estar implicado en la detección de señales químicas relacionadas con la agresión y la territorialidad.

Si hemos de ser científicamente estrictos, el OVN humano no presenta neuronas sensoriales que lleguen al cerebro. Es un órgano aislado neurológicamente, por lo que, a primera vista, no debería cumplir ninguna función. De hecho, las neuronas normales de nuestro epitelio olfativo son perfectamente capaces de detectar e identificar muchos tipos de feromonas. Este es el motivo por el cual muchos productos cosméticos las incluyen en sus fórmulas, principalmente los perfumes de buena calidad. Lo que no es probable que una persona provista de ese perfume nos resulte más atractiva que si no lo tuviese.

Sin embargo, los genes que codifican la función receptora de feromonas del OVN están presentes, sin cambios, en el genoma humano. Y uno de ellos es idéntico al que produce una respuesta hormonal del Jacobson de los roedores al detectar feromonas de hembras en celo.

Órganos anexos

Están situados a cada lado de la nariz interna. Se trata de células largas y delgadas que terminan en 6 a 12 pelos delicados llamados **cilios** que se proyectan hacia y a través de la mucosidad que normalmente cubre el epitelio nasal. El extremo de cada receptor se reduce a una fina fibra nerviosa, la cual, junto con muchas otras, viaja a través de un canal en el techo óseo de la cavidad nasal y entra en cualquiera de las estructuras de las cavidades nasales.

El techo de la boca y el suelo de la nariz están formados por los **huesos palatinos**, que tienen forma de L y constituyen la porción posterior del paladar duro. Su parte inferior se encuentra detrás de los dientes superiores en la zona medial y con la sutura palatina transversa que lo separa del maxilar.

Estos huesos forman parte del suelo y de la pared lateral de la cavidad nasal. También forman parte de una pequeña porción de los suelos de las órbitas. La lámina horizontal de los huesos palatinos separa la cavidad nasal de la cavidad oral y contribuye a la formación de la nariz, del paladar y de la órbita ocular.

El **paladar**, en la anatomía de los vertebrados, es el techo de la boca que separa las cavidades nasales. Se compone de una parte anterior -el paladar duro- y, en los mamíferos, el paladar blando posterior que no tiene soporte esquelético y termina en una proyección carnosa y alargada llamada **úvula**. Su misión es facilitar la pronunciación de algunas palabras e impedir que entren alimentos demasiado grandes, separándolos o provocando el vómito.

El **paladar duro**, que compone las dos terceras partes de la zona del paladar total, es una placa de hueso cubierto por una capa húmeda, compuesta de un tejido mucoso y una membrana, que segrega pequeñas cantidades de moco. Esta capa forma crestas que ayudan a agarrar los alimentos, mientras que la lengua se agita durante la masticación. El paladar duro proporciona espacio para que la lengua se mueva libremente y un suelo rígido a la cavidad nasal, por lo que las presiones dentro de la boca no cierran las fosas nasales. En muchos vertebrados inferiores, el paladar duro tiene dientes.

El **paladar blando** está compuesto de músculo y tejido conjuntivo, que le dan movilidad y apoyo. Esta zona es muy flexible. Cuando es elevado para tragar y succionar, bloquea completamente y separa la cavidad nasal, la parte nasal de la faringe de la boca y la parte oral de la faringe. Cuando es elevado, el paladar blando crea un vacío en la cavidad oral, que mantiene los alimentos fuera del tracto respiratorio.

Los primeros paladares desarrollados se encuentran en los reptiles, aunque sólo en la forma de una partición dura. Paladares similares a los de los humanos se producen sólo en las aves y algunos mamíferos. En algunas ballenas la membrana mucosa forma placas endurecidas conocidas como barbas.

En el ser humano se detecta la anormalidad del paladar hendido, una separación entre la nariz y la boca, lo que permite que los alimentos entren en la nariz e interfieran en el habla. Esta enfermad se puede corregir con cirugía.

La **lengua** lleva partículas de olor desde el exterior a las aberturas vomeronasal en el techo de la boca, donde se mueven. Después de que estas partículas alcanzan el órgano, algunos de los compuestos químicos que contienen se unen a las moléculas receptoras y remiten mensajes sensoriales que son enviados al cerebro.

Vía nariz-cerebro

Los **capilares** están diseñados específicamente para el paso rápido de fluidos a través de la pared vascular y en el aire seco. La cantidad de flujo de sangre a esta área es considerable y es mayor por unidad de tejido que el flujo de sangre al cerebro, el hígado o los músculos. Un dato interesante, es que la absorción por la mucosa nasal de los medicamentos pasa directamente a la corriente sanguínea.

Cuando se administra medicamentos por vía nasal en la mucosa olfativa, hay buenas evidencias que sugieren que el transporte de las moléculas puede ocurrir directamente a través de este tejido y en el líquido cefalorraquídeo. La mucosa olfatoria se localiza en la cavidad nasal superior, justo debajo de la lámina cribiforme del cráneo. Contiene células olfativas que atraviesan la lámina cribosa y se extienden hasta la cavidad craneal. Cuando las moléculas de los medicamentos entran en contacto con esta mucosa especializada, son rápidamente transportadas directamente al cerebro, saltando la barrera hemato-encefálica, y los niveles de líquido cefalorraquídeo suben muy rápido (a menudo más rápido que si el fármaco se administra por vía intravenosa). Este concepto de la transferencia de moléculas desde la nariz hasta el cerebro que se conoce como vía de la nariz-cerebro, tiene implicaciones a la hora de administrar medicamentos que actúan como sedantes, medicamentos contra las convulsiones y opiáceos que se entregan por vía nasal. Múltiples autores demuestran que la vía nariz-cerebro conduce a la entrega casi inmediata de algunos medicamentos nasales en el líquido cefalorraquídeo, sin pasar por la barrera hemato-encefálica.

En resumen, la mucosa nasal consta de una superficie altamente vascularizada que absorbe fácilmente muchos medicamentos directamente en la circulación sanguínea. Este medicamento es transportado al corazón y se bombea hacia el cuerpo, donde puede tener su efecto terapéutico.

Debido a que la superficie de absorción no es la mucosa intestinal, el medicamento nunca entra en la circulación portal y no está sujeto al metabolismo hepático, lo que conduce a niveles de fármaco mucho más altos que los medicamentos por vía oral o rectal. Además, la vía de la nariz al cerebro a través de las mucosas olfativas, conduce a rápidamente efectos iniciales de forma centralizada.

Como se ha explicado, esta gran superficie de la mucosa que está cubierta con un rico lecho vascular de alta permeabilidad capilar, crea una oportunidad para la entrega de la medicación intranasal; pero no sólo los líquidos cruzan el lecho capilar en la corriente de aire al humidificar el aire, sino que los líquidos entregados en la corriente de aire sobre la mucosa también cruzan el lecho capilar en el torrente sanguíneo. Por esta razón, cuando los medicamentos en una adecuada concentración y carácter molecular se ponen en la mucosa nasal, son transportados rápidamente en el lecho capilar y entregados a la circulación del paciente.

Hay algunos factores del paciente que, teóricamente, podrían limitar la absorción nasal, como una importante cantidad de moco o sangre en la mucosa nasal que puede impedir la absorción del fármaco o dar lugar a una rápida expulsión de la medicación. También el uso de vasoconstrictores como la fenilefrina, metazolina, o la cocaína también pueden limitar la absorción. Los investigadores han confirmado que los vasoconstrictores reducen (pero no eliminan) la absorción del fármaco, mientras que una enfermedad leve tendrá poco o ningún efecto.

Funciones

Básicamente, la nariz tiene varias funciones principales:

Filtración

Calefacción

Humidificación del aire inspirado

El olfato (el sentido del olfato).

Filtrado

El filtro nasal posee diversas barreras contra la penetración de partículas. Las partículas de gran calibre pueden ser detenidas por las vibrisas (mucosa con pelos) del vestíbulo nasal que forman una empalizada a la entrada. La estructura de las fosas hace que la mayor parte de las partículas, según entran en las fosas nasales, queden depositadas en la cabeza del cornete inferior y medio.

Las partículas filtradas se depositan en la cubierta del moco nasal al impactar por inercia en la misma, de donde van a ser eliminadas por dos mecanismos: el moco, mediante la función mucociliar que actúa sobre todo como un agente mecánico de transporte, realizando una emigración de las partículas adheridas hacia la rinofaringe.

El segundo mecanismo es la función bactericida del moco, pues contiene sustancias capaces de neutralizar agentes infecciosos: lisozima, IgA (inmunoglobulina) e interferón.

Generalmente estos dos mecanismos son capaces de parar la mayor parte de las partículas inhaladas, limitar el tiempo de contacto de las mismas con la mucosa nasal y eliminarlas enseguida de la vía respiratoria.

Calentamiento

La eficacia de la función de acondicionamiento por parte de las fosas nasales es tal que durante el breve paso que realiza por ellas, el aire inspirado alcanza una temperatura en torno a los 37°C. A una temperatura ambiente de 23°C, hacia la mitad de las fosas la temperatura del aire es de 30°C y en la nasofaringe de 33°C, mientras que en la tráquea es sólo ligeramente superior. En estudios realizados en temperaturas extremas, entre - 20°C y + 55°C, el paso de aire por la nariz en estas condiciones es suficiente para que la temperatura del aire de la nasofaringe se encuentre entre 10°C y 37°C, con un ajuste mejor para las temperaturas superiores a los 23°C.

Humedad

El término humedad absoluta se refiere a la cantidad de vapor agua que contiene 1 metro cúbico de aire a una temperatura, normalmente no más de 12 g /m3, pero en las zonas tropicales puede llegar a 40g /m3. La humedad relativa (H.R.) es el porcentaje (%) de vapor de agua que tiene una masa de aire en un momento determinado.

La humidificación del aire inspirado es fundamental para la actividad ciliar a todo lo largo del árbol respiratorio y es igualmente necesaria para el epitelio alveolar, que no podría realizar los intercambios gaseosos si no estuviese recubierto por una película líquida. Esta película líquida se forma a partir de la evaporización del agua de la cubierta de moco. Esta función no es exclusiva de la mucosa nasal, pues la humidificación del aire inspirado es casi normal por ejemplo en los laringuectomizados. La contribución de las fosas nasales a la humidificación del aire no es superior al 10%, y el resto lo realiza el conjunto del árbol respiratorio. Por esto la principal función del acondicionamiento del aire inspirado por parte de las fosas nasales no es la humidificación, sino el recalentamiento.

La capacidad de humidificación es regulada activamente por la producción de secreciones y pasivamente por la condensación de vapor de agua sobre la mucosa durante la espiración y evaporación en la inspiración siguiente debida a la diferencia de temperatura. Este mecanismo de recuperación de humedad y calor es lo que Sven Ingelstedt describió y denominó como cambio regenerativo humedad-calor: durante la espiración el aire húmedo y caliente pierde parte de su humedad y calor en la mucosa nasal, que son recuperados durante la inspiración. La humedad en el interior de las fosas en buenas condiciones se halla próxima al 100%, alcanzando entre el 80-100% de humedad relativa en el aire inspirado. Dado que cada día respiramos unos 10.000 litros de aire, el equilibrio hidroelectrolítico quedaría roto si no existiese el descrito cambio regenerativo.

Olfato

El olfato reside en las fosas nasales, los dos orificios localizados por detrás de la nariz y encima de la boca. Cada fosa nasal se comunica por una abertura con el exterior. A la entrada de ellas se encuentran pelos gruesos y cortos. El interior está recubierto por una membrana llamada **pituitaria** que se localiza en la parte posterior y superior de las fosas nasales, y que presenta dos aspectos:

1. **Pituitaria respiratoria o Pituitaria roja.** Por ella pasa el aire que va a los pulmones y el que sale de ellos. Es de color rosado y recubre la porción inferior de las fosas nasales. Está constituida por un grupo de células nerviosas con pelos microscópicos llamados **cilios,** recubiertos de receptores sensibles a las moléculas del olor.

2. **Pituitaria olfatoria o Pituitaria amarilla,** en ella se encuentran las **células olfativas,** que son impresionadas por las sustancias odoríferas. Es de color amarillento

Las sensaciones olfatorias suelen confundirse con las del gusto, ya que ambas son producidas por el mismo estímulo químico. En verdad, varios alimentos son apreciados más por el olor que por el sabor.

El olfato contribuye a la iniciación de los procesos de la digestión. Así, cuando los distintos olores alcanzan el centro olfatorio del cerebro, éste envía al estómago los estímulos adecuados para que comience la producción de jugos digestivos. En este proceso interviene también la visión, de tal forma que ante la presencia de la comida empieza a producirse saliva en la boca, lo que facilita la digestión de los carbohidratos. De todos los órganos de los sentidos, el olfato se distingue por la rapidez con que se adapta al estímulo. Ello se debe a que, cuando las células olfatorias se han acostumbrado a un determinado olor, cesan de transmitirlo al cerebro. Esta facilidad para dejar de percibir un olor no constituye, sin embargo, una limitación muy seria para la vida del hombre, puesto que sus adaptaciones no dependen tanto del olfato.

El olfato detecta e identifica a través de sus órganos sensoriales, los productos químicos del aire. Comunicado intensamente con el sistema límbico, un grupo de estructuras que dirigen las emociones y el comportamiento, es capaz de activar rincones de la memoria difíciles de acceder por métodos psicológicos.

En otras especies animales, el olfato está más o menos desarrollado, pero hasta los invertebrados y los vertebrados inferiores (peces y anfibios) son capaces de detectar sustancias químicas en el medio ambiente por medio de receptores en varios lugares en el cuerpo, aunque los invertebrados no poseen una estructura semejante a nuestra cavidad nasal. Por esta razón, muchos estudiosos prefieren considerar el olfato como un quimiorreceptor para la distancia, y el gusto como un quimiorreceptor de contacto. Hay unos veinte tipos distintos de receptores, cada uno de los cuales se encarga de una clase determinada de moléculas de olor. Estas células establecerán sinapsis con las neuronas de los bulbos olfatorios, que mandarán las señales al cerebro.

El olfato de los vertebrados que también respiran el aire ambiental, depende principalmente de los nervios sensibles a los elementos químicos mediante un revestimiento (epitelio) de la cavidad nasal. Los mamíferos carnívoros, como los que dependen en gran medida del sentido del olfato para localizar los alimentos o para advertir a los depredadores, poseen un intrincado rizado en forma de turbina (turbinal) en los huesos que se apoyan en el epitelio nasal, proporcionando una mayor superficie, lo que aumenta la sensibilidad olfativa.

Más complejo es el sentido del olfato de los animales marinos, no siempre sitiado en lo que podríamos considerar como nariz. En el pez aguja y el pez globo, el flujo se mantiene por la acción de los cilios de las células accesorias en el epitelio olfatorio, mientras que en contraste, en algunos peces bentónicos, los cambios de volumen producidos en la boca por los movimientos respiratorios comprimen y expanden cámaras accesorias que albergan los receptores olfativos.

El momento de la impresión olfativa coincide con un aumento de la actividad de la tiroxina, una hormona tiroidea, desde los primeros momentos de la vida, y se presume que esto conduce a cambios en las células sensoriales del epitelio olfatorio. El nivel de esta hormona en la sangre depende en parte de la edad y en parte de las condiciones ambientales.

Es importante saber que:

El olfato tiene una conexión directa con el sistema límbico, al cual dedicaremos otro libro.

Una persona distingue entre dos mil y cuatro mil olores distintos.

El sentido del olfato permite apreciar el olor de los cuerpos.

No todos los cuerpos poseen olor. Los que lo poseen se llaman **odoríferos** y los que no tienen olor, **inodoros**.

Para que un cuerpo posea olor es necesario que emita partículas pequeñísimas – frecuentemente volátiles- que se mezclen con el aire. Esas partículas impresionan las terminaciones del nervio olfatorio.

Nervios olfatorios

Las fosas nasales reciben dos clases de nervios:

1. Nervios de la sensibilidad general, que proceden del trigémino y a través de los cuales se perciben las sensaciones del tacto.

2. Nervios sensoriales del olfato que son los nervios olfatorios. Dentro de la cavidad craneana, cada nervio olfatorio se ensancha para formar el **bulbo olfatorio,** que descansa sobre la lámina cribosa del etmoides.

Del bulbo olfatorio parten numerosas ramas que atraviesan los agujeros de la lámina cribosa y se distribuyen por la porción superior de las fosas nasales.

Fragancias, aromas y olores

No hay nada en la leche maternal que justifique la activación del olfato y lo que sabemos es que los aromas externos propios de la naturaleza son detectados mucho más intensamente que los generados por el ser humano. La frecuencia y continuidad de una gran diversidad de aromas naturales será finalmente lo que ocasionará una buena calidad en el olfato, así como en la discriminación y selección de los aromas. Sin embargo, si estos fenómenos surgen a través de un aumento en la frecuencia de un receptor de tipo particular o un aumento de la sensibilidad de los receptores existentes, no lo sabemos.

La detección en el aire o los líquidos de los productos químicos que pueden estar presentes en concentraciones muy bajas, es siempre factible, aunque con frecuencia no alcanzan la intensidad necesaria para ser detectados. Las células receptoras del olfato, que están presentes en millones de moléculas dentro del epitelio olfativo de la cavidad nasal, pueden estar bloqueadas, tal y como ocurre cuando hay presencia de mucosidad. Cada célula receptora es un organismo independiente de las otras, con un único proceso externo que se extiende a la superficie del epitelio y da lugar a un número de extensiones largas y delgadas.

Tal como hemos dicho, para que un cuerpo tenga olor es necesario que sea volátil, es decir que emita pequeñas partículas y que se disuelva en el moco que recubre la mucosa olfatoria. Esas partículas, llevadas por el aire que inspiramos impresionan las células olfativas que se encuentran en la porción superior de la pituitaria. La intensidad de los olores de los cuerpos depende de la mayor o menor cantidad de partículas volátiles.

Si se deposita sobre la pituitaria amarilla un fragmento de un cuerpo oloroso, no determinará sensación olfativa. Es necesario que se encuentre dividido en pequeñísimas partículas mezcladas con el aire. Cuando la pituitaria amarilla es impresionada largo tiempo por una misma sustancia, deja de percibir su olor.

Una anomalía es la **Anosmia** o pérdida del olfato que puede ser parcial o total, temporaria o definitiva. La anosmia parcial o total puede ser producida por una alteración o fatiga olfativa de la mucosa pituitaria, por vegetaciones, por lesiones de tipo infeccioso en la pituitaria o por inflamación provocada por un resfrío común. En estos casos la pérdida del olfato suele ser temporal. La anosmia definitiva generalmente es provocada por una lesión del nervio olfatorio.

Feromonas

Se refiere a cualquier sustancia química endógena secretada en pequeñas cantidades por un organismo con el fin de provocar una reacción particular de otro organismo de la misma especie. Las feromonas están muy extendidas entre los insectos y los vertebrados, pero también se encuentran en los crustáceos, pero no se conocen entre las aves. Estos productos químicos pueden ser secretados por glándulas especiales o incorporados en otras sustancias, tales como orina y se pueden verter libremente en el medio ambiente o depositarse en lugares cuidadosamente elegidos. Las feromonas también son utilizadas por algunos hongos, mohos y algas como atrayentes en la reproducción. Algunos organismos celulares reproductivos crecen o se mueven unos hacia los otros gracias a estos elementos.

Lo cierto es que las feromonas son ampliamente utilizadas para promover el apareamiento. Entre los insectos sociales, como las termitas y las hormigas, varias feromonas diferentes pueden transmitir los diversos mensajes necesarios para coordinar las complejas actividades de una colonia. Algunas hormigas depositan las feromonas de olor por un sendero que conduce a una fuente de alimento para que otros miembros de la colonia puedan encontrar la comida. Las feromonas se utilizan también para indicar la presencia de peligro. Un pez pequeño herido se ha demostrado que es capaz de lanzar un producto químico a partir de células especializadas de la epidermis, que provoca una respuesta de dispersión del agresor.

Las feromonas juegan un papel en la atracción sexual y la cópula, y se ha demostrado que influyen en el desarrollo sexual de muchos mamíferos. Estas feromonas tienden a durar relativamente mucho tiempo y se extienden a mayor distancia que las feromonas de alarma. Algunas de las características de una especie son a menudo respuestas provocadas por estos estímulos químicos. Los entomólogos utilizan estas sustancias para atraer y atrapar a los insectos nocivos.

Las feromonas pueden estar involucradas en la respuesta sexual humana. En la prueba de las secreciones vaginales humanas, los científicos han identificado ácidos vaginales idénticos que se presume actúan como las feromonas sexuales en otros primates. La sensibilidad de la hembra humana y los olores vaginales son mayores en la época de la ovulación, lo que algunos investigadores interpretan como prueba de la presencia ancestral de una feromona de almizcle en el varón.

El moco

Aunque el moco ejerce una protección contra la entrada de elementos de gran tamaño del exterior, su mayor virtud es ser el centro de una gran cantidad de intercambios metabólicos. Desempeña un papel decisivo en la fisiología nasal por sus propiedades físico-químicas y biológicas, formando con los cilios nasales el sistema mucociliar de defensa. Cuando se elimina voluntariamente y reiteradamente el moco, el sistema depurativo falla.

Cubriendo el tapiz mucoso y disponiendo de agua, el moco posee características viscoelásticas y sus células forma caliciforme. El agua con la cual se mezcla proviene de la secreción de las glándulas serosas y de la trasudación de las células epiteliales, pero también se acumula por la condensación del vapor del agua del aire inspirado.

La secreción de moco depende del sistema parasimpático que promueve la secreción nasal a través de las fibras procedentes del nervio vidiano. Este efecto se logra por los neurotransmisores colinérgicos, y es bloqueado por la aptropina. Los agonistas colinérgicos, como la pilocarpina y la metacolina, son poderosos secretogogos nasales. Otras sustancias aumentan la secreción nasal, tales como la histamina, serotonina, bradiquinina y la sustancia P (un neurotransmisor). La inhalación de gases irritantes y aerosoles también lo hacen.

Un exceso de secreción mucosa se denomina rinorrea, un líquido que procede de las glándulas de la mucosa nasal y del trasudado del suero sanguíneo. Diariamente se excreta entre 0´1 a 0´3 ml/kg/día, y un individuo normal expulsa 1 l. /día.

Podemos resumir las funciones del moco de este modo:

- Humedece el aire inspirado a su paso por las fosas, junto con la red subepitelial de capilares fenestrados (vasos sanguíneos de menor diámetro que están formados por una sola capa de tejido, lo que permite el intercambio de sustancias entre la sangre y las sustancias que se encuentran alrededor de ella).

- Mantiene la humedad necesaria para el buen funcionamiento de los cilios.

- Calienta el aire, proporcionando una regulación térmica general, enfriando la sangre presente en la red capilar de la mucosa nasal. También contribuye al aumento de la temperatura cuando el ambiente es frío.

- Filtra el aire inspirado, impidiendo que entren grandes partículas (más de una micra de diámetro) y bacterias al árbol tráqueobronquial. Una vez atrapadas las partículas, son arrastradas hacia la faringe por los cilios vibrátiles de la mucosa nasal. El sistema es muy eficaz y apenas es percibido, aunque el buen funcionamiento del sistema mucociliar se consigue gracias a una superficie húmeda y relativamente limpia de toda la mucosa respiratoria, a una adecuada y coordinada batida ciliar y a la naturaleza de los fluidos que cubren su superficie. En caso de saturación o ineficacia, el organismo aumenta la producción de los macrófagos alveolares, la tos y los estornudos.

- El moco es capaz de rodear a las bacterias impidiéndolas alimentarse y emigrar, lo que constituye una acción eminentemente bactericida, al mismo tiempo que destruye sus defensas ejerciendo una acción bacteriostática.

En cuanto a los virus, les atrapa por el contenido de glicoproteínas (ricas en ácido siálico) que retiene las hemaglutininas del virus influenzae A. Como agente antibacteriano más específico están las inmunoglobulinas que recubren la superficie de la mucosa nasal, pudiendo actuar sobre las bacterias facilitando su fagocitosis y sobre los virus neutralizándolos. Las inmunoglobulinas tipo IgG aumentan cuando hay una reacción inflamatoria local.

Su composición es de un 95% de agua, 3% elementos orgánicos y 2% minerales (sodio, cloro y calcio en proporción similar al plasma, salvo el potasio que es tres o cuatro veces más elevada). Estos aseguran un pH entre 7′42 y 7′57. La presión osmótica que es ligeramente más alta que la del plasma, es de unos 0′314 osmoles, aunque no experimenta cambios temporales. Constituye un importante reservorio de agua que asegura una doble protección de la mucosa respiratoria local y a distancia por el aire inspirado.

Muy importante es su contenido en proteínas (10%) de origen sérico y secretorio, como la mucina (de ella depende la viscosidad del moco) y la albúmina (que es más elevada en los procesos inflamatorios), así como las enzimas, aminoácidos (lisina, histidina, arginina, ácido aspártico, treonina, serina, ácido glutámico, prolina, glicina, alanina, valina, isoleucina, leucina, tirosina y fenilalanina) y ácidos nucleícos. Hay un aumento de las proteínas por la noche.

Como sustancias antibacterianas están presentes la lisozima, la calicreína, la láctico-deshidrogenasa y proteasas.

El moco está organizado en dos capas distintas. Una lámina superficial y viscosa o capa de gel y otra capa subyacente de líquido periciliar seroso o capa de sol, de unas 6-8 micras de espesor. La capa de gel o superficial actúa como una banda transportadora que se mueve a lo largo de los extremos de los cilios.

Esta capa es la que atrapa las partículas inhaladas y resulta tan adherente que estas partículas quedan se quedan pegadas con un mínimo contacto. Tiende a formar una capa continua, aunque en muchas áreas es discontinua.

Estornudo

El estornudo es casi siempre una defensa de la nariz ante la presencia de sustancias irritantes o cambios de temperatura extremos. Alcanzando las partículas expulsadas una velocidad de hasta 160 kilómetros por hora, en esta acción quedan involucrados los músculos abdominales, del pecho, el diafragma, los músculos que controlan las cuerdas vocales y los situados en la parte posterior de la garganta. No está clara la razón por la cual los párpados se cierran con fuerza en el momento del estornudo. Para detener un estornudo no deseable, basta poner el dedo índice en la base de la nariz, en sentido horizontal. Para provocarlo, suele ser suficiente con mirar a una luz brillante.

CAPÍTULO 2

Patologías

Infecciones de los senos nasales

Si la función mucociliar no es capaz de impedir a un elemento infeccioso su penetración en el corion, éste posee una segunda barrera mediante los mecanismos que controlan las inflamaciones. Este mecanismo hace que lleguen al corion (lámina propia) elementos celulares del torrente circulatorio, como polinucleares y macrófagos que van a fagocitar y lisar a los elementos extraños. A la vez los macrófagos van a movilizar agentes específicos de defensa que transmitirán información inmunológica sobre el agente fagocitado a los linfocitos T. Estos linfocitos T se transforman rápidamente en una célula inmunocompetente con suficiente información, que dará lugar a dos líneas celulares:

- Plasmocitos secretores específicos contra el agente infeccioso, que serán secretados en el moco.

- Linfocitos memoria que van a guardar la información antigénica del agente infeccioso y que estarán preparados ante una nueva agresión para participar en la reacción inmunológica.

Todos estos mecanismos de barrera hacen que las fosas nasales constituyan una gran barrera de defensa contra los agentes infecciosos respiratorios.

Cuando los conductos nasales se estrechan, se inflaman y / o están restringidos, el moco se acumula, se espesa, se vuelve muy atractivo para las bacterias y a los hongos que están al acecho en el medio ambiente, dando lugar a que el flujo no se produzca correctamente, y el problema se agudiza.

Síntomas de infección

Una infección en los senos no es nada fácil de corregir. El dolor de cabeza, la presión en los ojos, la congestión de la nariz y las mejillas, la tos y fiebre, suelen ser una experiencia molesta.

He aquí los síntomas diferenciados por zonas afectadas:

Los **senos maxilares** tienen diferentes síntomas de infección, como dolor en los pómulos, sensibilidad, hinchazón y dolor alrededor de los dientes. También dolores de muelas constantes, presión por debajo de los ojos, y un dolor que se agrava si la víctima tiene un resfriado o alergias.

El **seno frontal** tiene síntomas de sinusitis infecciosa cuando hay dolores de cabeza severos, fiebre y secreción nasal. Suele declararse un dolor de cabeza constante en la frente.

Los síntomas de infección en los **senos esfenoidal** son dolores de cabeza profundos que rodean la cabeza, visión doble y goteo retronasal.

Los síntomas de infección en el **seno etmoidal** es el flujo constante nasal que trae molestias, mal liento y dolor de garganta.

Se puede mitigar la infección simplemente bebiendo mucha agua y té caliente. También ayuda la inhalación de vapor de agua un par de veces al día, durante 10 minutos. El vapor y el humo de hierbas aromáticas quemadas, también son buenos.

Síntomas generales de infección:

1. Dolor de cabeza

2. secreciones nasales (moco amarillento o verdoso)

3. fiebre

4. sangrados por la nariz

5. malestar general

6. tos

7. falta de olfato

8. dolor al masticar

9. quedarse afónico (sin voz) por algunos días.

Los pacientes con sinusitis crónica presentan por lo general secreción (moco amarillo), nariz tapada y dolor de cabeza intenso. A veces pueden tener mal aliento o escurrimiento nasal.

También suele presentarse:

Presión a lo largo de los dientes superiores.

Presión a lo largo de las mejillas superiores del puente, de la nariz, los ojos y la frente.

Mucosidad gruesa amarilla, verde o gris.

Los síntomas duran hasta 14 días.

Presión en los senos.

Síntomas de la presión sobre los senos nasales:

Una fuerte presión y dolor en las zonas alrededor de la cabeza o la cara.

Inclinarse hacia delante provoca dolor severo.

Dolor intenso en la mañana, ya que la mucosidad se acumula en la noche. Menos dolor en la tarde.

Sensibilidad alrededor de la cara.

Dolor dental.

Dolor en la cabeza.

Opresión en torno a los ojos.

La presión en los senos puede afectar a la frente, detrás y debajo de los ojos, y por supuesto entre los ojos.

Si la enfermedad empeora y se convierte en una infección en los senos, los nuevos síntomas serían:

Al girar la cabeza, dolor de garganta con goteo post-nasal.

Secreción amarilla por la nariz.

Fiebre.

Fatiga.

Cuando estamos afectados por una infección en los senos, la presión en los senos es el síntoma más común y puede declararse en cualquiera de ellos (frontal, maxilar, esfenoides, etmoidal). Esta presión se produce cuando las vías nasales se infectan, se inflaman y se bloquean por la mucosidad.

Estos senos producen moco para hidratar la piel de la nariz y la garganta. Cuando están sanos, el moco se drena y el aire fluye libremente dentro y fuera de las fosas nasales. Si los mocos gruesos van hacia arriba y se acumulan en las fosas nasales, se crea presión en los senos. Además, con la presión, las membranas del pasaje nasal comienzan a alejarse de la zona y la fuerza también contribuye a la presión del seno.

La presión, no obstante, no sólo puede ocurrir a causa de una infección en los senos, sino que también puede ser causada por un resfriado o gripe, el aire atrapado en los senos o alérgenos comunes como el moho, polen y animales de compañía.

Complicaciones

Si ha estado experimentando presión en los ojos, nariz y mejillas, dolores de cabeza a lo largo de la frente y sensibilidad alrededor de las mejillas durante unas pocas semanas, puede estar en camino de una severa infección en los senos que se iniciará con la inflamación de los senos paranasales y fosas nasales. Un pasaje nasal saludable es aquel que permite que el moco drene y que el aire fluya libremente dentro y fuera. Si la infección en los senos se va y luego regresa constantemente, también será indicio de una severa infección.

Si hay una infección sinusal grave, cada uno de los cuatro senos se verá afectado de manera diferente.

Etmoides: una infección sinusal grave crónica que afecte a este seno, provoca secreción nasal, obstrucción nasal, dolor intenso en la mañana, dolor de garganta crónico y mal aliento.

Maxilar: una severa infección en este seno ocasiona una presión debajo de los ojos, dolor de muelas crónico, y aumento del dolor si sufre de un resfriado o alergias.

Frontal: La infección grave frontal dará lugar a leves dolores de cabeza constantes a lo largo de la frente y, posiblemente, quede delimitada al área del seno.

Esfenoides: un leve dolor de cabeza es común.

Las infecciones severas del seno comienzan como infecciones sinusales agudas, generalmente después de una infección viral en el tracto respiratorio superior, o una alergia.

Infecciones y niños

Quien ha recogido a sus hijos en la guardería y ha visto otros niños destilar mocos verdes, ya sabe lo que es una infección de los senos nasales.

Los niños pueden sufrir infecciones de los senos desde edades muy tempranas, al igual que muchos desarrollan infecciones del oído poco después del nacimiento (dos tercios de los casos de sinusitis están causadas por bacterias que también pueden causar infecciones del oído medio - otitis media- en los niños). Desde el nacimiento hay dos conjuntos de senos paranasales que están presentes, el etmoides, que se encuentran entre los ojos, y el maxilar, que se encuentra detrás de las mejillas.

Estos son los síntomas iniciales:

Moco amarillo a verde, más grueso que el normal.

Goteo post-nasal con tos, dolor de garganta, mal aliento, náuseas o vómitos.

Dolor de cabeza, que puede ser difícil expresar para los niños muy pequeños.

Cansancio extremo o irritabilidad.

Ojos hinchados.

Además en los niños:

Sensación de frío durante más de una semana.

Generalmente piel caliente, seca, pero que puede ser sudorosa.

Estos síntomas se pueden confundir con infecciones respiratorias y se debe determinar si es bacteriana o viral para evitar la medicación incorrecta o ineficaz.

Un medico tradicional le recetará un antibiótico para una o todas las infecciones, pero en este caso podría dar lugar a otras complicaciones. Además, la razón de la infección no suele ser diagnosticada.

Causas

La acumulación de levaduras a causa de los antibióticos no permite a los cilios (los diminutos pelos que recubren los senos nasales) realizar su función, y ello ocasiona infecciones respiratorias como el asma y la bronquitis, a los que los niños son particularmente susceptibles.

El consumo de lácteos podría ser la causa de las recaídas. La mayoría de las fórmulas para bebés a base de leche contienen lactosa, un alérgeno común, así como proteínas extrañas para el sistema inmunitario. La leche hace que el moco sea espeso y que quede atrapado generando moho, hongos y bacterias, y a la vez convertirse en una sustancia similar a las levaduras en las fosas nasales y en los canales del oído de los niños muy pequeños.

La solución tradicional es con antibióticos, pero con ello el niño entra en un círculo vicioso de la necesidad de antibióticos, ya que sólo fomenta más las levaduras. Los tubos de ventilación nasales, posiblemente, quedarían despejados si se evita la lactosa y en conjunto los lácteos, cambiándola por leche de arroz fortificada con vitamina A o una fórmula de calostro que se asemeja mucho a la leche materna y reemplaza los nutrientes de la leche para los niños e incluso adultos.

Infecciones de los senos paranasales y la conexión con la infección por Candida

Hay dos formas de contagiarse de las infecciones por hongos en la sinusitis. La primera es simplemente por la inhalación de hongos (el más común Aspergillius) o por las esporas de moho en el aire. Estos microorganismos están presentes en abundancia en el medio ambiente y se adhieren a la mucosidad atrapada en la cavidad nasal cuando los senos están hinchados por alergias o infecciones sinusales.

La segunda forma está relacionada por un crecimiento excesivo de las bacterias patógenas en nuestro intestino -Candida albicans- que causa candidiasis, una infección por hongos que crece rápidamente.

Cuando el delicado equilibrio de nuestras bacterias intestinales patógenas y saprofitas está roto, lo que suele ser causa habitual en la terapia con antibióticos, ya está el terreno preparado para las infecciones por levadura Candida. Las bacterias buenas pueden ser eliminadas lentamente por:

Frecuentes dosis de antibióticos o antiinflamatorios.

Quimioterapia para el cáncer.

Enfermedades autoinmunes como el SIDA, la artritis y el deterioro de las enfermedades musculares.

Tensión alta y niveles bajos de cortisol (el cortisol es la secreción hormonal del cuerpo como respuesta al estrés).

En ausencia de las bacterias buenas, las malas bacterias, normalmente presentes en cantidades controlables, pueden aumentar en número. Esto se traduce en un ambiente amigable para la reproducción del hongo candida que crece fuera de control y se aferra a las paredes intestinales, las membranas mucosas, especialmente las fosas nasales y bronquiales, los genitales (sobre todo en las mujeres), e incluso produce toxinas en el torrente sanguíneo.

Ciertos antibióticos son ahora bien conocidos por la creación de posteriores infecciones vaginales por hongos o por vía oral. Algunos médicos darán una receta anti-fúngica, al mismo tiempo que el antibiótico, pero esta combinación deja el sistema defensivo en fase precaria.

Diagnóstico

Nuestro sistema digestivo es la clave para la buena salud en todo nuestro cuerpo. Cuando no está funcionando adecuadamente, afecta al sistema nervioso central que envía alarmas a todas partes. Es nuestro segundo cerebro, pero a diferencia del sitiado en el cráneo, almacena mucha más información. El intestino utiliza los mismos neurotransmisores que el cerebro y el 95% de la serotonina humana se encuentra en el intestino, donde actúa como neurotransmisor, proporcionando la sensación de bienestar.

La levadura oral, nasal o vaginal puede ser una señal de que el hongo candida tiene infectado el tracto gastrointestinal, y el tratamiento de las infecciones superficiales por sí solas no llegan a la raíz del problema. Más antibióticos sólo provocarán más acumulación de levadura.

El hongo de la levadura impide la adecuada digestión de los nutrientes. Por lo tanto, privar al cuerpo de lo que necesita no puede ser saludable y provoca una reacción excesiva de los glóbulos blancos que normalmente se reúnen para curar la infección, agotando el sistema inmune.

Mientras esto sucede, más residuos y toxinas permanecen dentro de nosotros y pueden llegar al torrente sanguíneo y a las membranas mucosas. A continuación, se meten en los senos paranasales y fosas nasales, ya sea portando las bacterias o adhiriéndose a las bacterias existentes en los elementos externos, como los radicales libres, el moho en el aire, etc.

Es difícil conseguir eliminar un hongo en la mucosa sinusal y si queda alguno, la levadura se multiplica de nuevo. Por otra parte, los síntomas pueden ser los mismos que cualquier otra infección en los senos y es difícil de diagnosticar, aunque a veces puede dar lugar a mocos verdosos, que son difíciles de expulsar de la nariz.

Otras patologías no infecciosas

Dolor de cabeza sinusal

Se trata de un síntoma posible de la infección en los senos. Un dolor de cabeza sinusal se caracteriza por un dolor sordo, profundo, alrededor de la frente. Estos dolores de cabeza muy dolorosos se producen cuando los pasajes detrás de las mejillas, los ojos y la nariz se inflaman. Agacharse o inclinarse hacia adelante, por lo general hará que sea peor el dolor de cabeza sinusal. Sin embargo, a veces las personas confunden un dolor de cabeza sinusal con la migraña, y les lleva a tomar medicamentos equivocados y hacer que sea peor el dolor de cabeza sinusal. Si se tiene historial de asma o alergias, si se nada o bucea con frecuencia, o tiene problemas como pólipos nasales, desviación del tabique o paladar hendido, si quiere tratar el dolor de cabeza sinusal, primero hay que tratar la inflamación del seno. Esto se suele hacer con un humidificador o el uso de antibióticos, pero ambas alternativas son perjudiciales a medio plazo.

Causas

Muchas cosas pueden contribuir a una enfermedad de los senos nasales:

Cuando hay una exposición química al humo, y los ambientes tóxicos, o incluso a corto plazo en función de las circunstancias. Un buen ejemplo es el trabajo con productos de limpieza agresivos en una habitación sin aire circulante.

Nariz tapada por el frío y la gripe.

Las reacciones alérgicas.

El exceso de uso o dependencia de los aerosoles descongestionantes de los senos.

Enfermedades crónicas que requieren medicamentos a largo plazo.

A largo plazo la participación en los deportes de agua, especialmente en piscinas tratadas con cloro.

Irregularidades anatómicas, huesos rotos o cartílagos en la nariz, o rinoplastia anterior (reconstrucción de la nariz).

Algunos de éstos, a su vez pueden dar lugar a formación de pólipos en las fosas nasales o los senos paranasales. Estos son generalmente suaves crecimientos no cancerosos, pero molestos. Los senos también pueden afectar a los túneles del oído, especialmente en los niños.

Prevención

Cualquier persona propensa a las infecciones crónicas seguramente ha deseado verse libre de esta enfermedad. Para ello debe ser consciente de cómo nuestro estilo de vida y el medio ambiente afectan a nuestra salud ¿Cómo se puede mejorar estas infecciones cambiando nuestro modo de vida?

El ejercicio es una necesidad. Nuestra adicción a la televisión y los ordenadores lleva a un estilo de vida pasivo y no contribuye a mantener nuestros cuerpos en movimiento. Incluso si no es necesario perder peso, los ejercicios mantienen cada músculo y cada hueso fuertes. El ejercicio ayuda a que el flujo de oxígeno llegue a las células y exista un flujo de toxinas a través del sudor y la respiración profunda.

Realice alguna vez una limpieza del colon. Ello mantiene a raya a las bacterias patógenas y promueve la buena salud digestiva. Recuerde, un aparato digestivo sano juega un papel importante en tener un cuerpo sano y la buena salud nos ayuda a mantener nuestro estilo de vida deseado.

Nuestra atmósfera contiene toxinas y no hay forma de evitar algunas de ellas. Las sustancias indeseadas van a entrar en nuestro cuerpo, especialmente a través de los orificios nasales cuando respiramos. Salga periódicamente al campo para limpiar su aparato respiratorio.

Obtenga algo de luz solar (luz al aire libre, incluso si está nublado) cada día. Esto metaboliza la vitamina D, ayuda a retener el calcio, y contribuye a que los tejidos y los músculos se regeneren.

Problemas de reflujo ácido y afecciones en los senos nasales

Debido a que el reflujo ácido y los problemas de sinusitis están relacionados con la faringe, la laringe, la boca y la nariz, no es difícil ver la causa. El reflujo ácido es causado cuando el líquido en el estómago retorna hacia el esófago por alguna anomalía en el cardias. Esto puede inflamar la mucosa del esófago, ya que el líquido suele contener ácido y aumenta la pepsina producida en el estómago. Aunque la relación entre el reflujo ácido y los problemas de sinusitis no ha sido reconocida por todos los expertos, hay quienes sí los vinculan. El médico puede confirmar si tiene una o ambas de estas dolencias, y ofrecer tratamientos y procedimientos correctos.

Otros problemas de la sinusitis, como los dolores de cabeza, e infecciones, se producen cuando los senos se inflaman debido al endurecimiento de la mucosidad en las fosas nasales. Cuando los senos están sanos, el moco es capaz de drenar el aire y entrar y salir de las fosas nasales.

CAPÍTULO 3

Rinitis

Se clasifican en:

Rinitis aguda. Las manifestaciones habituales se ven en el resfriado común, que provoca vasodilatación y edema de la mucosa nasal con la consiguiente rinorrea y obstrucción.

Causas: Los rinovirus (más de 100 serotipos) están presentes en un 50% de los resfriados.

Otros virus son: coronavirus, gripe, parainfluenza y virus sincitiales (éstos pueden manifestarse como un resfriado común)

Infecciones bacterianas: estafilocócicas, estreptocócicas y neumocócicas.

Rinitis crónica. Suele ser repetitiva o la prolongación de procesos inflamatorios agudos/subagudos causados por los mismos agentes microbianos, pero también puede deberse a procesos menos corrientes, como TB, histoplasmosis, rinosporidiosis (micosis), leishmaniasis, rinoscleroma, etc., que se caracterizan por formación de granulomas y destrucción tisular.

Rinitis atrófica. Se caracteriza por atrofia y esclerosis de las mucosas nasales que origina que el epitelio cilíndrico pseudoestratificado y ciliado normal se convierta en un epitelio escamoso estratificado de espesor reducido y menor número de vasos. El trastorno suele aparecer en la vejez y en la granulomatosis de Wegener.

Rinitis vasomotora. La causa es incierta. No puede identificarse ningún alérgeno, pero el aire seco parece agravar el cuadro. Es un proceso crónico con ingurgitación vascular intermitente de las mucosas nasales que origina rinorrea acuosa y estornudos.

Rinitis no alérgica. Puede estar ocasionada por una constricción, inflamación o pólipos (pequeños bultos benignos) en las fosas nasales que ocasionan síntomas similares, además de hipersensibilidad, mayormente producida por productos químicos fuertes o ambientes con humo. La destilación nasal y la congestión a menudo aparecen simultáneamente, lo que parece una contradicción. Otras causas de la rinitis no alérgica pueden ser el uso prolongado de algunos medicamentos o la dependencia de los aerosoles nasales.

Rinitis medicamentosa. Rinitis causada por el uso o el abuso de fármacos nasales (principalmente nebulizadores nasales).

Ocena: Infección bacteriana de la nariz que destruye los tejidos nasales.

Obstrucciones orgánicas y mecánicas: Inflamación ocasionada por un cuerpo extraño en la cavidad nasal (en los niños suele deberse a la introducción de objetos por la nariz): p. ej., un guisante.

Tratamiento convencional de las rinitis

Aunque la rinitis es una inflamación de la mucosa nasal, es una manifestación local acusada de la inmunidad. El organismo moviliza células de defensa para eliminar las homotoxinas que lo invaden. Esta defensa tiene un propósito (si no es alérgica) y en consecuencia no debe suprimirse, ya que las homotoxinas permanecerían más tiempo. Como en toda inflamación, la rinitis se caracteriza por síntomas tales como dolor (sensación de escozor o cosquilleo), hinchazón (obstrucción nasal), enrojecimiento, mucosidad, sensación de calor (por la vasodilatación) y pérdida de función del tejido afectado (la mucosa nasal no tratará el aire como debería (riesgo de infecciones respiratorias bajas por funcionamiento mucoso deficiente o respiración bucal). Hay un mayor aporte de sangre por la vasodilatación y una mayor permeabilidad de las paredes vasculares, que origina extravasación de líquidos.

Hay una tendencia al uso habitual de antihistamínicos de venta libre que bloquean los receptores en nuestros cuerpos. Sin embargo, el uso continuado ocasiona problemas crónicos e hipertrofias de la mucosidad nasal. Algunos, inclusive, contienen pseudo-efedrina, lo que genera problemas vasculares, nerviosos y cardiacos, además de provocar dependencia medicamentosa.

Las formas más intensas de rinitis, tanto alérgicas como de otro tipo, pueden ser aliviadas por los aerosoles nasales o inyecciones de corticosteroides para reducir los síntomas. No obstante, el uso prolongado de corticosteroides en aerosol puede tener reacciones y causar irritación, ardor y dolores en la nariz. Además, su paso a sangre a través de la muy vascularizada mucosa, puede dar lugar a problemas sistémicos.

La forma inyectada de los corticoides, que con menos frecuencia es utilizada en enfermedades nasales, se sabe que resultará en una mayor presión arterial, predisposición a la osteoporosis, efectos adversos sobre la diabetes, y otros síntomas como las úlceras y una bajada de las defensas orgánicas.

Se emplean habitualmente los siguientes medicamentos:

Estabilizadores de mastocitos. Bloquean los receptores de los mastocitos para que no se desgranulen y no se liberen las sustancias que expresan la inflamación. Suelen aplicarse de forma profiláctica.

Inhibidores de la cicloxigenasa que impiden la síntesis de las prostaglandinas proinflamatorias y bloquean el proceso inflamatorio. Tienen numerosos efectos secundarios y no deben usarse en los tratamientos a largo plazo.

Inhibidores de la lipoxigenasa. Actúan sobre la síntesis de leucotrienos. Se usan más habitualmente en las afecciones asmáticas.

Corticosteroides. Inhibidores de la inflamación. Tienen un intenso efecto bloqueante, y destructor sobre el tejido en que se emplean.

Los **antihistamínicos** (bloqueantes H1) que bloquean los receptores de histamina, inhiben la vasodilatación, pero pueden ocasionar varios efectos secundarios, como sequedad de boca, astenia y visión borrosa.

Cromoglicato intranasal. El cromoglicato sódico minimiza el prurito nasal, los estornudos, la rinorrea y la obstrucción nasal. Se emplea como preventivo aunque su efecto es de corta duración.

CAPÍTULO 4

Rinitis Alérgica

Las rinitis alérgicas están causadas básicamente por sustancias de naturaleza proteica del ambiente o los animales, mientras que la no alérgica se debe a procesos infecciosos de corta duración o a la presencia de sustancias irritantes que entran por la nariz.

La rinitis alérgica estacional es causada por alérgenos presentes en el aire libre, como la hierba recién cortada o el polen de las plantas en flor y que comúnmente se le conoce como fiebre del heno. La rinitis alérgica perenne proviene de alérgenos como el moho doméstico, caspa de animales (plumas, piel, pelo) o con menos frecuencia, las excreciones de los ácaros del polvo y las partículas de insectos.

Alergias e infecciones sinusales

Cada año cerca de 37 millones de estadounidenses sufren de una infección en los senos nasales, pero algunos de ellos no lo saben. A veces, cuando llega la temporada de alergias, las personas comienzan a tener síntomas de alergia, pero realmente podría ser una infección en los senos. Aunque los síntomas son similares, las alergias y las infecciones son muy diferentes. En primer lugar, las personas que sufren de alergias en los senos estornudan y moquean cuando están cerca de la fuente de su alergia, como un gato o un árbol. Si la persona simplemente tiene un resfriado, los síntomas se reducirán en aproximadamente una semana; pero si tiene una infección bacteriana y no una alergia, los síntomas pueden durar más tiempo. Además, si una persona tiene una infección en los senos, el moco se endurece y se vuelve doloroso.

Una buena manera de saber que no se trata de alergia sino algo más, es si la cavidad del seno se congestiona y se siente presión alrededor de los ojos, la frente y las mejillas. Si estos síntomas duran más de tres meses, es que la infección en los senos se ha convertido en crónica. Una infección en los senos es comúnmente causada por un resfriado, pero las personas con alergias en los senos también pueden padecer fácilmente una infección sinusal. Según una encuesta realizada, el 39 por ciento de los enfermos dijeron que sus infecciones de los senos o sinusitis comenzaron como alergias.

Estas son algunas maneras de saber la diferencia entre las alergias y sinusitis o infecciones de los senos:

Alergias nasales:

Estornudos

Congestión o flujo nasal

Picazón en los ojos llorosos

Quemazón alrededor de los ojos y la nariz.

Sinusitis:

Mal aliento o pérdida del sentido del olfato.

Tos que generalmente empeora por la noche.

Fatiga y sensación de malestar general.

Fiebre

Dolor de cabeza, dolor similar a presión, dolor detrás de los ojos, dolor de muelas o sensibilidad facial.

Congestión y secreción nasal.

Dolor de garganta y goteo retronasal.

Histamina

La histamina, es un elemento que se encuentra en toda la naturaleza, en el tejido vegetal y animal, y aunque se cree que se trata de una sustancia perjudicial, realmente es una amina idazólica que se activa como una respuesta del sistema inmune. También regula funciones normales en el estómago y actúa como neurotransmisor en el sistema nervioso central y en la quimiotaxis de los eosinófilos.

Situada en el cerebro, es sintetizada y liberada por neuronas del sistema nervioso central que usan la histamina como neuromodulador y fuera de ello actúa como mediador de medios fisiológicos. Aunque habitualmente cumple funciones esenciales para la salud, su liberación brusca o en grandes cantidades en casos de anafilaxia o reacción alérgica intensa, ocasiona disminución profunda de la presión arterial.

Esta dilatación de los vasos sanguíneos de pequeño calibre retiene gran cantidad de sangre, aumenta la permeabilidad y el plasma sale de la circulación sanguínea, ocasionando una disminución importante del volumen total de sangre, una dificultad para el retorno venoso y un mayor gasto cardiaco.

Síntomas:

Estornudos

Congestión nasal y / o secreción nasal

Presión en los senos, dolor o sensación pulsátil en las mejillas o la nariz.

Picazón en la nariz, el paladar, garganta, ojos y oídos.

Las alergias alimentarias pueden contribuir a la rinitis alérgica, pero más típicamente ocasionan reacciones como picazón en garganta y oídos, ojos y labios hinchados o erupciones en la piel.

Tratamiento convencional

Antihistamínicos

Actúan sobre la respuesta del sistema inmune que ocasiona los síntomas de alergia, como picor y goteo nasal. Cuando el cuerpo entra en contacto con un alérgeno (polen, gramíneas, pelos de animales…), los mastocitos producen histaminas, que actúan sobre los receptores en la nariz y la garganta. Eso es lo que hace que el tejido de la nariz se inflame y exista congestión nasal y ojos irritados. Los antihistamínicos reducen o bloquean la acción de las histaminas, impidiendo que se una a sus receptores, pero no cura la alergia.

Los más empleados son:

Desloratadine, levocetirizine, carbinoxamine, cirpoheptadina, hidroxicina, azelastine, emadastine, levocabastine, diphenhydramine, fexofenadine, loratadine, clorfeniramina, certirizine, clemastine.

Algunos medicamentos contienen una combinación de un antihistamínico y un descongestionante (pseudoefedrina) para aliviar la congestión.

Efectos secundarios:

Sequedad en la boca

Somnolencia

Mareo

Náuseas y vómitos

Inquietud o irritabilidad

Dificultad para orinar

Visión borrosa

Confusión.

Contraindicaciones:

Hipertrofia de próstata

Cardiopatías

Problemas de tiroides

Problemas de riñones e hígado

Glaucoma

Embarazo o lactancia.

Corticoides

Los corticoides constituyen la medicación más efectiva para el alivio de los síntomas de la rinitis alérgica (congestión nasal, rinorrea, prurito y estornudos). Están indicados en la rinitis alérgica perenne y estacional así como en la rinitis no alérgica. Actúan localmente sobre la mucosa nasal, son rápidamente metabolizados y tienen una larga duración de acción.

La dexametasona intranasal y la triamcinolona no se recomiendan en la actualidad. Se utilizan furoato de mometasona, fluticasona, dipripionato de beclometasona y budesonida.

Inmunoterapia

La inmunoterapia es el tratamiento químico más esperanzador. Se administra por mucosa oral o nasal, pero sigue siendo la vía subcutánea la más empleada.

CAPÍTULO 5

Sinusitis

Una infección en los senos nasales es una prueba dolorosa y quienes la padecen experimentan durante días, semanas e incluso meses, un dolor sordo, profundo, alrededor de la frente y dolores de cabeza muy dolorosos. El ojo y la zona de las mejillas se vuelven sensibles al tacto y cualquier movimiento brusco puede empeorar el dolor. La sinusitis ocurre cuando los conductos del seno están bloqueados, se inflaman y evitan el drenaje de moco y el flujo de aire.

Debido a que estas infecciones son tan dolorosas y graves, las personas buscan un tratamiento para la infección en diversas formas. Algunos son medicinas recetadas por sus médicos, algunos antibióticos, mientras que otros recurren a la cirugía. Sin embargo, hay quienes no quieren hacer ninguna de estas alternativas, y quieren un tratamiento natural para la infección.

El tratamiento debe producir los siguientes efectos:

Eliminar el moco y las secreciones nasales solidificadas.

Reducir la presión en los senos y el dolor alrededor de los ojos.

Retornar al equilibrio relacionado con los oídos tapados y el dolor de cabeza.

Aliviar la congestión nasal.

Tratamiento convencional

El Centro Nacional de EE.UU. para el Control y Prevención de Enfermedades ha señalado que muchas infecciones sinusales son virales; por lo tanto los antibióticos prescritos pueden no ser el mejor tratamiento. Por lo general, los antibióticos sirven temporalmente como tratamiento paliativo de la infección al evitar el desarrollo de nuevas bacterias, pero la infección tiende a volver. Los antibióticos tratan las infecciones bacterianas, pero no pueden eliminar los hongos o los virus acumulados en los conductos nasales.

Sinusitis crónica

Una infección sinusal crónica es aquella que persiste durante un largo período de tiempo y no se resuelve fácilmente. Las infecciones de los senos se producen cuando los cuatro pares de senos alrededor de la nariz se congestionan y atrapan el moco. El aire debe entrar y salir, mientras que el moco se supone que drena a fin de que los senos funcionen adecuadamente. Cuando el moco no puede fluir hacia fuera durante un largo período de tiempo, la enfermedad se vuelve crómica.

Una infección en los senos suele ser causada por alergias, bacterias o virus y se convierte en una sinusitis crónica si persiste o si hay que tratarla a menudo. También puede estar causada por un absceso dental, alergia a un hongo específico, o una desviación del tabique. Si la infección en los senos es de hecho una sinusitis crónica, entonces los síntomas siguientes pueden durar al menos tres meses:

Dolor facial

Fatiga crónica

Secreción nasal amarillenta o verdosa

Dolor en la boca y los dientes

Dolores de cabeza.

El médico puede tocar ciertas áreas de la cara para revisar la sensibilidad y ver si tiene una infección en los senos que puede convertirse en sinusitis crónica. También puede iluminar directamente los senos para ver si brillan. Si se iluminan, están sanos, pero no lo harán si se padece una infección por sinusitis crónica. Las tomografías computarizadas, radiografías del seno y las resonancias magnéticas, también se realizan para comprobar si hay infección y una posible infección sinusal crónica. Un tratamiento de tres a cuatro semanas de antibióticos puede ser administrado, así como descongestionantes orales y esteroides tópicos.

Cirugía de cornetes

La cirugía de cornetes ha pasado por muchas etapas. Actualmente las conductas quirúrgicas se han dividido en criocirugía, resecciones y aplicación de radiofrecuencia.

La cirugía de resección consiste en seccionar un trozo de cornete (particularmente los inferiores) con la finalidad de disminuir de ese modo el tamaño de los mismos y permitir el paso del aire. En contra de ésta cirugía se puede considerar el riesgo de hemorragia, particularmente intensa con la caída de las costras, el sangrado quirúrgico, la necesidad de una anestesia general o local pero potenciada con narcosis. Finalmente, una vez superada la cirugía, la irregularidad del cornete residual y las amplias cicatrices, alteran el flujo nasal, provocando turbulencias que de por sí, dificultan el paso del aire.

El flujo aéreo nasal tiene que ser simple y sin turbulencias. La complicación a más largo plazo es la atrofia nasal. Es una consecuencia no deseada y de particular incidencia en éste tipo de cirugía. Las turbulencias fueron muy importantes en la época en que se practicaban cauterizaciones de cornetes.

La **criocirugía**, es un procedimiento simple y bien tolerado por el paciente. Se puede hacer en el consultorio, y la anestesia consiste simplemente en la aplicación de un aerosol anestésico (no hay pinchazos ni anestesia general).

La única precaución es no haber comido ni bebido 4 horas antes de la criocirugía y haber tomado un analgésico común (ibuprofeno o similar) dos horas antes del procedimiento. Ésta precaución es debido a que suele doler la cabeza.

Aplicado el aerosol anestésico, a los pocos minutos se puede comenzar el procedimiento, el cual consiste en la introducción de un criodo (un tubo metálico de 4 mm de ancho y 2,5 de espesor) que se aplica sobre el cornete inferior (y a veces sobre el cornete medio también). De acuerdo al tamaño del cornete y las características del paciente, así será el tiempo que permanecerá el criodo en contacto con el mismo. No obstante, el tiempo es inferior a los cinco minutos en total.

No hay pinchazos ni cortes, y el paciente puede al poco rato continuar con sus actividades habituales con un mínimo de molestia en la gran mayoría de los pacientes. Se pueden tratar niños desde los 8 años en adelante. A los pocos días, el área de cornete sometida al frio del criodo, termina por caerse, obrando de ese modo de la misma manera que la resección, pero con menos trauma. Pero además, el trastorno sobre el flujo de aire que produce la criocirugía respeto de la cirugía de resección es de 10:1. El mecanismo por el cual obra es el congelamiento del área del cornete inferior en contacto con el criodo. Este congelamiento produce el estallido de las células en contacto y a los pocos días esto determina la caída de las mismas.

Con la **radiofrecuencia** se aplica un terminal en el espesor del cornete, el cual produce una fibrosis dentro del mismo. Dicha fibrosis es la que impide que el cornete se dilate y obstruya la fosa nasal. Es un procedimiento más enérgico que la criocirugía y correctamente aplicado no altera la mucosa nasal.

CAPÍTULO 6

Tratamiento natural

TRATAMIENTO NATURAL DE LA SINUSITIS

Inflamación de los senos paranasales.

Descripción:

Los agentes causantes pueden ser virus, bacterias o una mezcla de ambos, lo mismo que hongos. En un 25% de los casos es consecuencia de una infección dental.

Causas:

Entre las causas más comunes de sinusitis tenemos a las infecciones respiratorias, la desviación del tabique nasal, los estados debilitantes generales, la rinitis, los pólipos, la humedad prolongada, las alergias y los trastornos emocionales. Los humidificadores en ambientes cerrados pueden producir sinusitis muy severas.

Síntomas:

La sinusitis suele declararse durante el curso de otras enfermedades infecciosas y comienza por dolor de cabeza, secreción nasal e incluso fiebre, siendo habitual una gran sensibilidad a la presión local. Son normales los dolores generalizados, la anorexia, el vértigo e incluso los dolores de muelas. En los casos crónicos o mal curados, la sintomatología es algo menos intensa y se percibe un dolor de cabeza casi continuo en la zona por donde pasan los senos nasales. Los resfriados agudizan el malestar y los casos más serios producen un olor fétido, casi siempre a causa de un absceso alveolar. Si hay fiebre y escalofríos, indicará que la infección se ha extendido.

Tratamiento homeopático de la sinusitis

Se administra por vía sublingual y debería constar de los siguientes elementos:

Allium Cepa (disminución del moco nasal)

Euphrasia Officinalis (cese de la congestión)

Kali bichromicum (alivio presión en los senos)

Arsenicum album (elimina la nueva secreción de moco)

Apis mellifica (reduce la congestión en la cabeza y mitiga los brotes agudos).

ALLIUM CEPA (*Cebolla*)

Patogenesia

Afecta a los ojos y vías respiratorias superiores.

Características de la enfermedad

Nerviosos:

Cefalalgia con coriza que se agrava por la noche y en una habitación caliente; mejoría al aire libre. La cefalalgia se suspende durante las reglas para reaparecer después.

Dolores neurálgicos, poco extendido, filiformes, en la cara, cabeza, nuca y pecho que se agrava por la noche y en una pieza caliente.

Garganta, nariz y oídos:

Dolor intenso en la garganta que se extiende a los oídos, sobre todo al derecho.

Dolor intenso en el oído y la trompa de Eustaquio.

Coriza después de haberse expuesto al viento húmedo del noroeste.

El dolor laríngeo al toser es tan vivo que el enfermo se pone una mano en su cuello al comenzar a toser.

Aplicaciones

Ojos rojos con dolores punzantes y ardorosos.

Fotofobia.

Lagrimeo abundante, no irritante.

Otalgia en niños.

Eructaciones y náuseas.

Afonía con tos seca, quebradiza, espasmódica, provocada por un cosquilleo laríngeo.

Pólipos de la nariz.

Fiebre de heno.

Escarlatina.

Traqueítis.

Agravación: Por la tarde, en una habitación caliente.

Mejoría: Al aire libre y en un cuarto frío.

En resumen

Estornudos

Lagrimeo no irritativo

Tos ronca

Complementos médicos: Mucolíticos, antihistamínicos.

Complementos naturales: Flor de saúco.

APIS (*Apis mellifera*)

Abeja entera macerada en alcohol

Patogenesia

Picadura que escuece fuertemente y produce bruscamente un eritema, el cual mejora si se aplica frío local. Afecta al sistema nervioso central, meninges, piel, mucosas, riñones, corazón, ojos, amígdalas y ovarios.

Inflamaciones agudas, violentas, que se acompañan de edema rosáceo parcial o general y de dolores punzantes y ardorosos como producidos por agujas ardientes.

Hay que recordar que el enfermo de Apis, aún cuando esté febril, jamás tiene sed y que se agrava y se pone más agitado cuando tiene calor.

Incompatibilidad: Rhus toxicodendrom.

Características de la enfermedad

El edema se puede declarar en cualquier mucosa o estar generalizado, pudiendo afectar incluso al riñón y producir nefritis edematosa. Los dolores son punzantes que empeoran con el calor y mejoran con el frío. Puede haber fiebre y la piel estar indistintamente seca o húmeda. Existe inquietud y gran actividad, edemas, carencia de sed, intolerancia al calor, deseos de enfriamiento con agua o compresas frías y los dolores son punzantes.

Orina escasa, fétida, con albúmina y sangre. Ardores y dolores muy vivos al orinar. No pueden orinar sin evacuar.

Amenorrea con síntomas cerebrales, después de un susto en las jóvenes.

Dismenorrea con dolores punzantes y ardorosos en los ovarios, sobre todo en el derecho, que mejoran por aplicaciones heladas y al caminar, acompañándose frecuentemente de un dolor en la región pectoral izquierda.

Reumatismo articular agudo; la articulación está hinchada, tirante, rosácea, muy sensible al menor contacto.

En los estados agudos

Estado de estupor que puede llegar al coma con sacudidas convulsivas de los miembros. Estado de inconsciencia con cara congestionada, manchada, agitación convulsiva de la cabeza, que mueve de un lado a otro. El enfermo busca la manera de meterse bajo la almohada lanzando gritos, inarticulados y agudos (crisis encefálica).

Agravación: Por el calor en todas sus formas, en una habitación caliente o cerrada; por el tacto; la presión; después de haber dormido; por la noche y por la humedad.

Mejoría: Al aire libre, por el baño frío, las aplicaciones frías, por descubrirse; durante el día y manteniéndose derecho.

Empeoran por la tarde, en los ambientes calientes o al tocarles, y mejoran con el aire fresco y con los baños o abluciones en agua fría. Hay aversión a las bebidas, especialmente al agua y los zumos de frutas.

Aplicaciones

Podemos tratar una gran cantidad de enfermedades cutáneas como la urticaria, las quemaduras de sol y las picaduras de insectos, y cualquier otra enfermedad cutánea que mejore con el frío.

Es útil en enfermedades oculares como la conjuntivitis o la queratitis, en las anginas con edema de glotis, en los derrames pleurales, en las paperas y las meningitis, en la nefritis aguda, tumores ováricos benignos, albuminuria y de manera general en cualquier edema que no curse con sed.

Su eficacia en casos iguales o similares que necesiten la aplicación urgente de un corticoide es muy alta, aunque la eficacia es pasajera y se impone tener preparado el remedio definitivo.

La posología se debe administrar cada media hora o cada diez minutos si el caso es agudo, siendo la potencia de 7 a 15 CH. En la medida en que mejora la enfermedad, se conserva la potencia pero se espacia la frecuencia.

Otras aplicaciones

Miedo tras un susto, ojos hinchados, lagrimeo, dolores del oído externo con punzadas, dolor al tragar, dolor punzante al orinar, herpes zoster, urticaria alérgica con enrojecimiento, dolores articulares ardientes que empeoran con el calor, fiebre sin sed con una parte del cuerpo caliente y otra fría, prostatitis y sarampión.

Albuminuria. Amigdalitis. Anemia. Ascitis. Difteria. Disentería. Disnea. Disuria. Erisipela. Eritema nudoso. Forúnculos. Glositis. Gota. Meningitis. Nefritis. Edema de la glotis y del pulmón. Pleuresía. Pericarditis. Reumatismos.

Complementos médicos: Corticoides, epinefrina.

Complementos naturales: Hisopo, harpagofito.

En resumen:

Picaduras de insectos, alergias, hinchazones bruscas y dolores punzantes. Todos mejoran con la aplicación de frío.

Tratamiento:

El tratamiento consiste en realizar vahos frecuentes con esencias balsámicas de eucalipto, tomillo y pino.

Los lavados de ambas fosas nasales se harán en pie, con la cabeza algo inclinada hacia delante para evitar las aspiraciones de la mucosidad. Se utilizará al principio agua con una pizca de sal marina y posteriormente agua arcillosa para secarlo bien. Cuando la curación progrese los lavados se harán con aceite de almendras y unas gotas de zumo de limón. Hay que evitar soplar fuertemente por la nariz, ya que esto agrava la enfermedad.

Internamente se tomarán infusiones de cinabrio e hidrastis, y como complemento llantén con eucalipto, así como miel con Própolis.

ARSENICUM ALBUM (*Anhídrido arsenioso*)

Patogenesia

Lesiones del sistema nervioso con convulsiones y parálisis progresiva con fuertes calambres. Irritación que conduce a la necrosis en mucosas digestivas, respiratorias o genitales. Afecciones del aparato circulatorio con gangrena, hemorragias y anemia, al mismo tiempo que se lesiona la médula gris (zona central medular). Hay una pérdida progresiva de las funciones vitales con adelgazamiento, astenia, mientras que la piel aparece escamosa y seca.

Características de la enfermedad

Nos encontramos con una persona delgada, pálida, con el rostro demacrado, con arrugas y edemas en los párpados inferiores. Los niños, meticulosos y ordenados, son frioleros, frágiles, se atemorizan con facilidad y tienen miedo a la soledad y la noche. Adultos y niños sufren con frecuencia episodios de agitación y depresión, a lo que se suma la debilidad, los deseos de tumbarse, la ansiedad y el miedo a la muerte.

Mejoran con el calor, cambiando de posición y con las comidas y bebidas calientes, salvo en los casos agudos en los que prefieren las bebidas frías. No les gusta la carne, padecen sed fuerte que se mitiga bebiendo pequeñas cantidades repetidas y tienen sensaciones diversas de quemaduras, empeorando generalmente entre la una y las tres de la mañana.

Este es un enfermo que tiene necesidad de oxigenarse, friolero, se abriga y sin embargo quiere estar constantemente con la ventana abierta. El retorno periódico de los síntomas es característico y el intervalo entre cada manifestación es tanto más grande cuanto el padecimiento sea más crónico. Agotamiento por el menor ejercicio.

Enfermedades que se alivian con el calor y que empeoran entre la 1 y las 2 de la madrugada. Personas hipersensibles, preocupadas por la muerte, con dolores internos que cursan con calor y mejoran en compañía.

Agitación con ansiedad y temor a la muerte. Ardores que disminuyen por el calor. Olor cadavérico de secreciones y excreciones. Las indicaciones clínicas de Arsenicum son múltiples. Todas las enfermedades infecciosas necesitan de este remedio: fiebre tifoidea, neumonía, abscesos o gangrena, igualmente todos los estados diatésicos, asma, eczema o psoriasis. Su acción es considerada en el cáncer.

Aparato digestivo

Vómitos violentos inmediatamente después de haber ingerido o bebido cualquier cosa. Vómitos que no mejoran, pútridos, viscosos, de alimentos o sanguinolentos. Abdomen distendido y doloroso. Dolores ardorosos que mejoran por aplicaciones calientes. Diarrea con vómitos después de haber comido o bebido seguida de postración intensa en desproporción con la cantidad evacuada. Evacuaciones pequeñas e irritantes, ardorosas, obscuras, algunas veces de olor pútrido y sanguinolento. Evacuaciones disentéricas, con dolores ardorosos, enfriamiento de las extremidades, vómitos y postración.

Las defecaciones son particularmente irritantes y producen excoriaciones perianales con prurito y ardor que mejora por aplicaciones calientes. Siempre friolero, con temor al frío, desea estar caliente y siempre tiene deseos de respirar aire limpio. Se pone rápidamente ansioso si se encuentra en una atmósfera confinada.

Vejiga y sistema reproductor

Ardores al orinar con micciones involuntarias, albuminuria. Reglas adelantadas y muy abundantes, con sangre negra e irritante pruriginosa. Dolores ardorosos y tensos en la región uterina y a nivel de los ovarios, sobre todo del ovario derecho que se agrava por el menor movimiento o ejercicio y mejora en una habitación caliente y con aplicaciones calientes. Leucorrea ácida y ardorosa, irritante, amarillenta, pútrida, corrosiva, sobre todo cuando la enferma está de pie. Amenorreas pútridas y excoriantes, edema de las partes genitales con prurito.

Piel

Piel arrugada, seca, apergaminada, escamosa, con pequeñas escamas que se desprenden fácilmente; la piel se encuentra cubierta de sudores fríos y viscosos en los accesos febriles. Ardores y pruritos que se agravan por la noche de la 1 a las 3 de la mañana, que mejoran por aplicaciones calientes. El enfermo se rasca hasta que arranca la piel que arde, entonces la comezón cesa pero tan pronto como el escozor es disipado el prurito reaparece de nuevo. Erupciones escamosas como de salvado, duras, que se agravan por el frío y el rascado, sangran fácilmente pero sin supuración. Eczema que se agrava en el invierno. Forúnculos, ántrax, úlceras con ardores intensos que disminuyen con el calor y tendencia a la gangrena con secreción pútrida y gaseosa.

Aplicaciones

Los casos leves se solucionan con una dosis diaria a la 7 ó 15 CH, reservando las diluciones altas para emplearlas una vez a la semana o al mes.

Eficaz en las infecciones graves que cursan con hipersensibilidad al frío y con dolores que mejoran con el calor. También en infecciones intestinales, urinarias, vaginales, así como en el asma, angina de pecho, las dermatosis crónicas, la psoriasis y las neuralgias.

Otras aplicaciones

Nariz tapada con mucosidad que duele al expulsarse. Garganta dolorosa y con sensación de intenso calor. Tos seca que mejora al incorporarse, dolor de estómago que se alivia al tomar leche caliente con azúcar o con aplicación local de calor. Problemas digestivos durante los viajes, deposiciones verdosas fétidas, urticarias, retención de orina, calor interno pero piel fría.

En resumen:

Coriza nocturna.

Complementos médicos: Ibuprofeno, Omeprazol.

Complementos naturales: Jengibre, cúrcuma, bardana.

EUPHRASIA (*Euphrasia officinalis*)

Patogenesia

Afecta a los ojos.

Características de la enfermedad

Cefalalgia con escurrimiento abundante de la nariz y lagrimeo intenso. Párpados hinchados y ardientes, rojos y ulcerados. Sensación como si la córnea estuviera recubierta de moco espeso que obliga a frotarse los párpados por la mañana.

Tendencia constante a parpadear. Sensibilidad a la luz, igualmente a la luz artificial. Sensación de rigidez en el labio superior como si fuera de madera, rigidez de la lengua y de la mejilla izquierda.

Empeora: Se agrava por la tarde y en la cama, por el calor, después de una exposición al viento del sur, por la luz, al aire libre.

Mejora: Mejora en la oscuridad, estando acostado.

Aplicaciones:

Lagrimeo, coriza no irritante que se agrava por la noche estando acostado, con tos que aumenta en el día. Tos matutina con carraspeo para esclarecer la voz y eliminar mucosidades.

Vómitos con tos por la mañana. Cólicos, hemorroides, condilomas del ano. Deseos recuentes de orinar por la noche. Orina abundante.

Dolores punzantes en el glande con prurito.

Reglas dolorosas, cortas, retrasadas. Amenorrea.

Blefaritis. Iritis. Ulceración de la córnea.

En resumen

Conjuntivitis, lagrimeo y coriza (con allium cepa).

Complementos médicos: colirios astringentes.

Complementos naturales: lavados con manzanilla, Eufrasia y sal marina integral.

KALIUM BICHROMICUM (*Bicromato Potásico*)

Patogenesia

Afecta a la piel provocando erupciones y ulceraciones profundas, a las vías respiratorias superiores, y a las articulaciones. Se obtiene a partir del mineral de cromo.

Características de la enfermedad

Se da en personas gruesas y se declara de manera brusca en forma de dolores punzantes, cambiantes y de forma periódica. Hay aftas bucales, alteraciones del paladar, sensación de tener algo en la lengua, acidez gástrica con sensación de plenitud, alternándose con diarreas y gastralgias.

Mejora con el calor y empeora de madrugada, especialmente con frío y con el movimiento.

También hay problemas reumáticos, ciática, dolores en los talones y es normal que aparezcan erupciones muy intensas, pápulas y costras en los niños, así como diversos tipos de ulceraciones.

Aplicaciones

Es eficaz en las patologías de vías respiratorias altas, incluida la amigdalitis, en las lumbalgias, ciática y tendinitis, en las afecciones de piel que cursen con eczemas, úlceras y varicosas, así como en los trastornos de la mujer tipo leucorrea o metritis.

En las úlceras gástricas y las gastralgias se administrará la dosis antes de las comidas.

En resumen:

Coriza, moco espeso que forma costras y tos violenta de madrugada.

Complementos médicos: Antibióticos, antiinflamatorios.

Complementos naturales: Uña de gato

Otros:

Silicea CH12

Kalium bicromicum CH6

Hepar sulfuris CH4.

Plantas medicinales

LLANTÉN MENOR *(Plantago lanceolata)*

Partes utilizadas:

Se emplean las hojas que se recogen entre junio y julio.

Composición:

Mucílago, tanino, pectina, aucubina, catalpol.

Usos medicinales:

Inflamaciones de vías respiratorias altas.

Con sus semillas se puede fabricar una pasta para endurecer tejidos. Combate las diarreas, aunque es igualmente un laxante suave, alivia las hemorroides y reduce el colesterol.

Otros usos:

Como depurativo, en diarreas, gastritis y como reconstituyente.

Toxicidad:

No tiene.

HIDRASTIS *(Hydrastis canadensis)*

Partes utilizadas:

Se emplea el rizoma.

Composición:

Hidrastina, berberina, meconina, canadina, fitosterina, grasas, resina, almidón, aceite esencial, azúcar y albúmina.

Usos medicinales:

Estimula los músculos uterinos. Antihemorrágico en metrorragias y heridas. También en hemorroides, como estimulante de las defensas, y en las diarreas infecciosas. Estimula la secreción de bilis y ayuda por ello a la digestión de las grasas.

Inmunoestimulante, Antiviral, Antibacteriano, Antinflamatorio de mucosas, Venotónico.

Antimicótico, Antiparasitario, Antiviral, Antibacteriano, Antitumoral.

Tónico, Astringente, Vasoconstrictor, Estimulante Uterino.

Otros usos:

Antisecretor nasal, leucorreas, prurito vaginal, aftas y úlceras de la mucosa bucal, inflamación de los párpados, contra la ocena y como ayuda en el cáncer.

Infecciones Virales de cualquier tipo. Cicatrizante. Inflamación de Mucosas de los Sistemas Gástrico y Respiratorio. Várices y Hemorroides.

Bronquitis, Neumonía, Faringitis, Infecciones, Herpes, Viruela, Gonorrea, Infecciones por Parásitos (giardiasis, lombrices, leishmaniasis, salmonella), Tricomoniasis, Tuberculosis, Infecciones Urinarias, Vaginitis. Cólera, Disentería, Diarrea, Dolor e Inflamación de Ojos y Oídos, Gingivitis, Inflamación Intestinal Crónica,

Colitis, Diabetes (tipo 2), Eczema, Ritmo Cardiaco Irregular, Padecimientos Cardiacos, Problemas Biliares, Ictericia. Problemas en las Membranas Mucosas, Infecciones, Vaginitis, Sangrado Menstrual Excesivo, Psoriasis.

Toxicidad:

No emplear prolongadamente. Dosis muy altas pueden causar diarrea o vómito. La Hidrastine, sustancia aislada de la planta, en sobredosis puede ser letal.

No en embarazo, ni con hipertensión. No exceder la dosis recomendada.

Suplementos dietéticos

VITAMINA A (Retinol o axeroftol)

Funciones orgánicas

Ejerce influencia decisiva en los procesos metabólicos celulares, especialmente en los bastoncillos de la retina, en el metabolismo de los esteroides adrenales y las hormonas sexuales, así como en el desarrollo genital. Interviene en el crecimiento estatural, tanto a nivel del esqueleto como en los tejidos blandos, quizá por su efecto sobre la síntesis de las proteínas. Mantiene los epitelios y mucosas (digestiva, respiratoria y urinaria) en buen estado, asegura una permeabilidad correcta a las membranas, ejerciendo por ello una eficaz acción antiinfecciosa, ayudada por su acción sobre las células secretoras de moco.

Es necesaria en la reparación de los tejidos dañados o destruidos, en la formación de la placenta, la función adecuada de la hipófisis, la secreción salivar y lagrimal y la producción de las plaquetas.

Vitamina fácilmente oxidable, es útil administrarla junto con la vitamina E por su papel como oxidoreductor y evitar someterla a temperaturas superiores a 120°.

Potencia la acción de los citostáticos, juega un importante papel en la estimulación de los mecanismos de defensa y ayuda a formar el esmalte dentario. El ácido de la vitamina A parece actuar de un modo totalmente distinto al de los citostáticos y es probable que dirija una retrodiferenciación del tejido epitelial neoplásico, hacia un tejido epitelial normal.

Enfermedades carenciales

Xeroftalmia: Consiste en la incapacidad de ver con luz poco intensa, especialmente en las horas del crepúsculo. El enfermo tiene la sensación de quedarse ciego en esos momentos y su capacidad para acomodarse al claroscuro es muy lenta. En su fase preliminar, la *Hemeralopia*, el párpado inferior se nota con presencia de arenilla, hay conjuntivitis con fuerte secreción lagrimal y dolor a la luz intensa (fotofobia).

Más adelante aparecen sobre la córnea pequeñas manchas de color madreperla (manchas de Bitot), los párpados se hinchan y se recubren de costras, se caen las pestañas, perdiendo la córnea su brillo, tornándose amarillenta y ulcerándose. El ojo puede infectarse con facilidad y si no se actúa con prontitud la ceguera puede declararse de manera definitiva.

Aplicaciones ortomoleculares

En la *sinusitis* crónica seca, las bronquitis y las ronqueras.

Es un agente terapéutico en las *lesiones precancerosas*, profiláctico en los tumores epiteliales y acelera el rechazo de los trasplantes de piel.

En dosis altas puede cortar los vómitos persistentes de los niños.

Psoriasis y cualquier forma escamosa de la piel.

Débil resistencia a las *infecciones*, conjuntamente a la vitamina C.

Niños *prematuros*, unida al resto de los remedios que aseguren un desarrollo correcto.

Alteraciones endocrinas como tireotoxicosis, procesos pancreáticos, enfermedad de Basedow, esterilidad, oligoespermia y falta de ovulación.

Acné, asociada a la vitamina B-6.

Ulceras y mala cicatrización de heridas, así como en la fase de recuperación de las *quemaduras*, asociada a la vitamina C.

Gastritis e hipocloridia asociada al complejo B. También en las diarreas.

Como profiláctico de los cálculos renales y vesicales.

En la sordera producida por estreptomicina, en las otitis y los acúfenos.

Como profiláctica de las grietas del pezón y para asegurar el crecimiento del niño.

En la insuficiencia hepática, ya que la ausencia de grasas impide su absorción.

En la *piorrea*, unida a las vitaminas del grupo B y la E.

En la *fotofobia* y las jaquecas oftálmicas.

También puede ser útil en:

Piel seca, espinillas, cabello seco, *alopecia,* canas precoces, prurito vulvar en la menopausia, delgadez, osteoporosis, uñas quebradizas, caries, *orzuelos*, verrugas y cistitis.

Para luchar contra la contaminación ambiental, en el alcoholismo y el tabaquismo, y en cualquier enfermedad de la piel y las mucosas, así como para acelerar el *bronceado* y prevenir las *arrugas* de la piel.

COBRE

Su descubrimiento como nutriente presente en los alimentos data del año 1816 en el cual se demostró su presencia después de la combustión de numerosos vegetales. Estos datos fueron confirmados varios años después, nuevamente analizando las cenizas, pero dada la gran volatilidad a causa del calor, su importancia no fue evaluada. Tuvieron que pasar todavía muchos años, hasta el 1935, para que se descubriera su presencia en los animales y en el hombre, encontrándose concentraciones muy importantes en el hígado, músculos y el páncreas, con un peso total de casi 150 mg por adulto. Cantidades igualmente altas se hallan en los crustáceos y moluscos, cuya sangre es de color azul precisamente por su alto contenido en cobre.

En el ser humano, la cantidad de cobre presente en la sangre está asociada a la ceruloplasmina, una alfa globulina y el resto, una pequeña fracción del total, está asociado a albúmina, a los hematíes y a la proteína transcupreína, todas ellas con cierta relación con el hierro. La concentración de cobre está aumentada durante el embarazo, lo mismo que durante el tratamiento con estrógenos, siendo el contenido normal de la dieta de 2 a 5 mg/día.

Su absorción se produce en el intestino delgado y se regulan las necesidades de manera automática, aunque una parte importante no puede ser metabolizada por encontrarse ligada a compuestos no absorbibles. La porción útil se une a la albúmina y de ahí pasa al hígado y la médula ósea, eliminándose el sobrante por orina y bilis, retornando parte de él a la sangre como ceruloplasmina y finalmente de nuevo al hígado.

Nos encontramos con uno de los oligoelementos más empleados. De hecho, decimos que el cobre le da color a la vida. Tiene utilidad en los casos de infertilidad, en el acné, en todas las alergias (asma, rinitis, sinusitis alérgica, dermatitis alérgica, etc.), en las gripas a repetición, en las enfermedades infecciosas a repetición, en el reumatismo y en el vitíligo. Debe anotarse que, como ya lo anotábamos, el zinc y el cobre pueden interactuar entre ellos por lo tanto deben darse las cantidades adecuadas para que no exista interferencia entre ellos.

Funciones corporales:

- Interviene junto al hierro en la síntesis de la hemoglobina, siendo imprescindible para la absorción, metabolización y disponibilidad de este mineral.

- Interviene en el desarrollo y mantenimiento de los huesos.

- Imprescindible en la formación de la melanina a través de su acción en el metabolismo del aminoácido tirosina.

- Necesario para la coordinación muscular y la fuerza motriz.

- Interviene en el metabolismo de las proteínas y la producción del RNA.

- Protege a la vaina de mielina ayudando al metabolismo de los fosfolípidos.

- Estimula el crecimiento sano del cabello y su pigmentación.

- Es un potente antiinflamatorio y estimula la producción de corticoides orgánicos.

- Favorece la formación de anticuerpos y antitoxinas en sinergia con la vitamina C.

- Refuerza el sistema inmunitario a través de su acción sobre los leucocitos.

- Aumenta la resistencia de las articulaciones y el tejido cartilaginoso a las inflamaciones.

- Es co-factor de numerosas enzimas, entre ellas algunas que impiden la acción de los radicales libres, teniendo así una función antioxidante indirecta.

- Favorece la respiración celular.

- Incrementa la producción de hormonas suprarrenales y tiroideas.

- Controla el exceso de colesterol y evita la excesiva coagulación sanguínea.

Procedencia

Lo podemos encontrar en abundancia en los mariscos, levadura de cerveza, nueces, germen del trigo, cacao y malta. También en el pan integral, setas, cereales integrales, carne de vaca, perejil y judías, así como en los pescados, legumbres, frutos secos y hortalizas verdes.

Síntomas carenciales

Hay anemia ferropénica que no responde al hierro y es difícil de diferenciar.

Cabello ensortijado y en puntas duras, como de acero.

Alteraciones óseas similares al escorbuto.

Lesiones en las arterias y en la pared venosa que se vuelve frágil y visible exteriormente.

Cifras altas de colesterol que no responden a la dieta.

Afecciones cardiacas.

Pérdida del sentido del gusto.

Diarreas graves en los bebés.

Retraso en el crecimiento.

Pobre resistencia a las infecciones, especialmente víricas.

Falta de pigmentación de pelo y piel.

Mala síntesis de las proteínas.

Afecciones del sistema nervioso, especialmente degenerativas.

Edemas.

Lenta cicatrización de las heridas.

Afecciones hepáticas e intoxicaciones frecuentes.

Aplicaciones

Esterilidad: La LHRH (Luteizing Hormone Relising Hormone) que se produce en el hipotálamo es indispensable para la fertilidad y la concepción, pero no se libera en cantidades adecuadas cuando hay deficiencia de cobre.

Otras aplicaciones son la anemia por deficiencia de cobre, acné, trastornos de la pigmentación, diabetes, enfermedades cardiovasculares, artritis, trastornos de la asimilación por diarrea prolongada, cambios esqueléticos (como el escorbuto), médula ósea empobrecida, enfisema pulmonar, manifestaciones infecciosas e inflamatorias crónicas, tratamiento preventivo del resfriado, tratamiento de la gripe, anginas, neumopatías, pleurosis y pleuritis, tuberculosis, albuminuria. Es protector de la mucosa gástrica, mejorando los trastornos hepáticos, el reumatismo y el vitíligo.

El zinc y el cobre están estrechamente relacionados, por lo que ambos pueden darse conjuntamente en la terapia de metales, no existiendo interferencia de ellos en la mezcla. Lo que se ha observado es que cuando uno de ellos está elevado (fuera del rango normal) el otro elemento está disminuido. Se cree que el zinc estimula la reproducción celular, mientras que el cobre la modula y controla, debiendo existir una correcta correlación entre ambos elementos.

Aplicaciones no carenciales

En presencia de gripe si se administra prematuramente se mejora la enfermedad en 48 horas.

Alta velocidad de sedimentación.

Infecciones en general o baja resistencia. También como preventivo en los meses invernales.

Procesos reumáticos inflamatorios.

Enfermedades de los cartílagos o tendones.

Dado que se absorbe a través de la piel sudada, es útil utilizar pulseras de cobre para combatir enfermedades reumáticas crónicas.

Calvicie prematura, canas.

Vitíligo, psoriasis y piel pálida.

Disfunciones glandulares del tiroides y suprarrenales.

Infecciones de cualquier tipo. Permite acortar la enfermedad y reducir la dosis de antibióticos.

Leucemia y estados cancerosos.

Osteoporosis, artrosis cervical.

Quemaduras y úlceras por decúbito.

Nutrientes:

La Vitamina A se darán en todos los casos.

Própolis

Indicaciones

Aunque esencialmente su mejor utilidad es como un antibiótico natural y potenciador de las defensas orgánicas, también existe abundante experiencia en las siguientes afecciones:

Anemias.

Arteriosclerosis.

Infecciones y afecciones del aparato respiratorio, incluso aquellas que tienen un componente alérgico. Mezclado con la quimioterapia habitual ayuda a resolver más rápidamente los casos de tuberculosis pulmonar. En neumonías y asma bronquial se emplea mezclado con los aerosoles.

Úlceras bucales, mediante toques localizados y mezclado con aceite de oliva. Gingivitis y abscesos parodentales, así como analgésico en dolores de muelas.

Verrugas y papilomas, en aplicación local. También se emplea en la eritrodermia descamativa del lactante, hiperqueratosis de las plantas de los pies y en solución hidroalcohólica local en la alopecia.

Infecciones por hongos tipo Candida albicans, según las experiencias realizadas en la facultad de medicina de Tohoku, Japón.

En forúnculos, carbúnculos y abscesos.

Se puede aplicar tanto localmente como por vía general en la tricomoniasis vaginal. También es adecuado para lavados vaginales en casos de heridas, infecciones, leucorreas o mal olor del flujo.

Los toques locales en el acné parecen ser muy efectivos, de igual manera que en el herpes, en cuya afección logra la reducción rápida de los picores o dolores. El tratamiento en ambos casos debe de ser prolongado.

En afecciones cutáneas como los pólipos, callos, supuraciones, úlceras varicosas, queloides, eczemas, queratodermias y quemaduras.

También en piorreas, estomatitis, aftas, laringitis y especialmente útil en las amigdalitis. En otitis, hipoacusia, otosclerosis y rinitis. Es muy útil para lavados de oídos y nariz, con una mezcla de suero fisiológico.

Afecciones del aparato digestivo como gastritis, úlceras duodenales, diarreas o diverticulosis.

En la psoriasis alivia las molestias y contribuye a la curación a largo plazo.

También hay experiencias positivas en afecciones neurológicas como el parkinsonismo.

Puede servir como tratamiento conjunto en la distrofia muscular, insuficiencia circulatoria cerebral, afecciones tiroideas como el bocio endémico asociado al tratamiento normal, traumatismos, osteoartritis, anorexia y disfunciones hepatobiliares; en estos casos mejora la membrana de los hepatocitos.

Posee un efecto antitérmico inespecífico que se piensa se debe a su acción positiva sobre el sistema defensivo.

Aplicado conjuntamente mejora la tolerancia a los antibióticos.

En resumen:

Sinusitis purulenta

Infecciones por hongos

Ajo: ½ diente o cápsula de 500 mg

Aceite del árbol del té: 2 gotas

Eucalipto: para baños de vapor: ¼ de cucharadita

Pau d'arco: 2 gotas o la mitad de una cápsula de 500 mg.

Para baños de vapor:

Disolver los ingredientes en 2 tazas de agua hervida al vapor. Inhalar profundamente durante 2-3 minutos dos veces al día hasta que se afloje la mucosidad y se expulse.

Alternativa o añadir a la fórmula estos aceites esenciales:

Mezclar 2-3 gotas de cada uno: tomillo, romero y lavanda.

Por ingestión:

El ajo se debe comer con frecuencia y, para evitar el olor, tomado en forma de tableta o cápsula.

Pau d'arco está disponible en forma de gotas o cápsulas.

Extracto de hojas de olivo

Para uso tópico:

El aceite de árbol de té en forma de gotas o cremas, geles y las esencias de eucalipto son adecuados para inhalaciones.

Frote en las ventanas de la nariz, por encima de la ceja y el lóbulo de la oreja. Los vapores se filtran en los senos.

Hidroterapia

Sumerja un paño caliente en la Fórmula de vapor. Úselo alternando compresas frías y calientes directamente sobre áreas de los senos: 3-4 minutos calientes, frías 30-60 segundos. Repita varias veces al día. Los vapores penetrarán.

TRATAMIENTO NATURAL DE LA RINITIS

Consiste en la alteración de la mucosa nasal con

edema, vasodilatación y secreción. La rinitis aguda está causada por bacterias, mientras que la crónica puede ser motivada por diferentes gérmenes o enfermedades generales. También son frecuentes las rinitis atróficas en cuya mucosa interna se forman costras y son frecuentes las epistaxis, así como las vasomotoras que es una variedad de la atrófica pero puede haber secreción y estornudos, y la alérgica.

Tratamiento:

En las rinitis bacterianas el tratamiento más adecuado es la oligoterapia reforzada con equinácea. Para disminuir las secreciones se tomarán infusiones de flor de saúco.
En las de tipo alérgico, la cual se manifiesta especialmente al levantarse, el tratamiento es a base de manganeso, reforzado con espliego, fumaria, grosellero negro e hisopo. Es conveniente también ingerir polen en gránulos al comienzo de la estación invernal.

Para lavados nasales se puede utilizar la infusión templada de albahaca y si la nariz está demasiado reseca se suavizará con aceite de almendras dulces o en su defecto de oliva. El agua de mar puede utilizarse ocasionalmente.

Plantas medicinales

ALBAHACA *(Ocimun basilicum)*

Partes utilizadas:

Se emplean las hojas frescas o secas.

Composición:

Contiene un aceite esencial con linalol, cineol, estragol, eugenol y saponinas.

Usos medicinales:

Como carminativa, galactogoga y diurética. Se utiliza en la falta de apetito, gases intestinales, digestiones lentas y espasmos gástricos. Alivia las jaquecas y la tos. Externamente la infusión es útil para lavar heridas, eccemas y fosas nasales. Mezclado con aceite alivia los dolores reumáticos y como colirio para la hemeralopía.

Otros usos:

Se le reconocen propiedades para ahuyentar mosquitos por lo que se recomienda tener macetas cerca de las ventanas. Tiene efectos contra la tristeza y el miedo. Baja la fiebre, es antiséptica y estimula el sistema inmunitario. Frena los resfriados, la congestión nasal, la tos, el asma, los dolores de cabeza y ayuda a eliminar los parásitos intestinales. Aumenta la producción de leche en las madres lactantes y mejora los dolores del periodo menstrual.

GROSELLERO NEGRO *(Ribes nigrum)*

Partes utilizadas:

Se emplean los frutos y las hojas.

Composición:

Pectina, mucílagos, vitaminas A, B1, B2 y C, sales minerales. También ácidos málico, cítrico y succínico.

Usos medicinales:

Las hojas y los brotes son diuréticos y los frutos, venotónicos. Se emplea como antiséptico de las vías respiratorias y como antiinflamatorio. Es estimulante de las suprarrenales, antialérgico eficaz, mejora la agudeza visual y mantiene la pared venosa en buen estado. Vitamínico y nutritivo, es buen antirreumático y diurético suave.

Localmente se emplea la pulpa fresca para aplicar en quemaduras, pues quita el dolor e impide la formación de llagas.

Otros usos:

Es un buen remedio para emplear en homeopatía.

Con los frutos se prepara un zumo dulce.

Toxicidad:

No tiene toxicidad.

EQUINÁCEA *(Echinacea angustifolia)*

Se encuentra abundante en praderas húmedas de alta montaña y es originaria de América del Norte.

Partes utilizadas:

Flores y raíz

Composición:

Resina, equinaceína, equinacósido, inulina, glucosa, betaína, fructosa, fitolelanos y aceite esencial.

Usos medicinales:

Antibiótica y antitérmica. Es un excelente antibiótico natural que estimula, además, el sistema defensivo. Baja la fiebre, es antiinflamatorio y analgésico, pudiéndose emplear incluso en afecciones vírales. Estimula la producción de interferón, inhibe las enzimas hialuronidasas en las bacterias, aumenta la actividad de los fagocitos séricos y tisulares, acelera y refuerza los fibroblastos, y eleva los niveles de properdina, indicador de la respuesta del organismo ante una infección.

Externamente conserva las mismas propiedades en gargarismos, heridas infectadas, quemaduras, lavados nasales y como cicatrizante. Produce sudor y un aumento de la saliva. Se puede emplear como preventivo de enfermedades infecciosas de invierno.

Es eficaz en la inflamación de los ganglios linfáticos, los abscesos, mastitis, fiebre puerperal, erisipela, úlceras varicosas.

Otros usos:

Se le ha encontrado sinergia con el tomillo. Parece que puede ayudar a aumentar la cantidad de glóbulos rojos en los pacientes con cáncer que están siendo radiados. Es eficaz en las picaduras de insectos. Se recomienda emplear la raíz fresca.

Toxicidad:

No tiene toxicidad.

SAÚCO *(Sambucus nigra)*

Partes utilizadas:

Se emplean las flores, hojas y corteza

Composición:

Flavonoides, rutina, mucílago y potasio en las flores.

Alcaloides, colina, triterpenos en la corteza.

Azúcares, pectina, ácidos orgánicos, antocianos en los frutos.

Vitamina C, ácido málico y valeriánico, y carotenos en las hojas.

Usos medicinales:

Es un eficaz antisecretor nasal. Sudorífico y vitamínico. Se emplea con éxito en fiebres, gripes y resfriados. También mejora el reumatismo, la gota, la litiasis renal, la cistitis y el estreñimiento. Las hojas tienen efecto laxante y antihemorrágico, las bayas depuran el organismo y son antineurálgicas, mientras que las flores se emplean en infecciones invernales, contra la tos y para estimular la producción de leche en las madres.

Otros usos:

Con el fruto se preparan jaleas y mermeladas, e incluso licores caseros. Su madera es apreciada para fabricar artículos de artesanía. Se le reconocen efectos para estimular las defensas orgánicas.

Toxicidad:

Los frutos son algo tóxicos especialmente para los cardiópatas.

Oligoterapia

En las rinitis bacteriana el tratamiento más adecuado es la mezcla manganeso-cobre.

DIÁTESIS 2

Hiposténica

Manganeso-Cobre

(Insuficiencia de energía, Pulmón, Intestino grueso, Metal)

Características psicológicas:

Se declara en personas jóvenes, tranquilas y de temperamento equilibrado y muy reflexivas, aunque con cierta tendencia al pesimismo o quizá a no valorarse adecuadamente. Suelen tener un buen control de sus emociones intensas, sus pasiones permanecen casi siempre en su interior, aunque una ligera observación a sus ojos y sus gestos nos delatará lo que en realidad pasa en su mente.

No son irascibles y solamente pierden las buenas maneras después de esfuerzos intelectuales o físicos intensos. De memoria muy selectiva y metódica, tienen una filosofía propia sobre la vida y las gentes, la cual les sirve perfectamente para no caer en depresiones o conflictos emocionales. Amigos de las causas justas, son propicios a demandar ayuda con demasiada frecuencia a pesar de ser muy trabajadores. Poco apasionados por las cosas vulgares que les rodean, pueden parecer poco emotivos y estáticos, pero realmente es que tienen la mente en las estrellas, en el futuro.

Características físicas:

De sueño fácil y profundo, son bastante trasnochadores y aunque se levantan pletóricos de energía poco a poco van acumulando un cansancio excesivo, especialmente por no dormir el número de horas que necesitan. Cuando se acuestan temprano resisten bien las jornadas laborales duras y gracias a que son pausados en sus movimientos no malgastan las energías corporales inútilmente. Realizan cortas pausas para recuperarse y estirarse y esto les permite tener una gran capacidad de trabajo a pesar de no ser fuertes.

Aunque muscularmente nunca serán fuertes, sus defensas orgánicas trabajan bien y no suelen tener enfermedades serias salvo en el aparato respiratorio. Si no se cuidan, los inviernos le afectarán especialmente y la sinusitis, los catarros y los resfriados les acompañarán con frecuencia. Aunque el deporte les sienta bien, no son amantes del ejercicio ni de la continuidad en él. Si lo hacen será por reto personal, no por entusiasmo.

También acusan a lo largo de su vida problemas dérmicos, acné, psoriasis y quemaduras solares, lo mismo que infecciones de vías urinarias. Las mujeres tienen menstruaciones complicadas, hipotiroidismo e inflamaciones de los ganglios linfáticos.

Características de la enfermedad:

Esta Diátesis 2 o hiporreactiva, nos muestra a individuos de fatiga pronta, cansados o desganados, con una resistencia psicológica, mental y física limitada, hasta llegar a veces a ser insuficiente. Con lentitud en los gestos, en el habla, por la tarde están decididamente cansados, y la fatiga crece a medida que transcurre el día o la semana. Por este motivo sus bajas laborales obedecen casi siempre al agotamiento, percibiéndose que realizan sus labores con cierta lentitud, como si quisieran ahorrar fuerzas, pues consciente o inconscientemente, se perciben limitados físicamente.

Intelectualmente suelen tener dificultad para concentrarse y fijar la atención, pero superada esa dificultad son metódicos y se esfuerzan mucho. Las capacidades intelectuales suelen estar limitadas por esa falta de atención crónica, ya que al hablarles se distraen con frecuencia. No obstante, una vez memorizados sus conocimientos los aplican con mayor eficacia que los demás. Por eso suelen ser autodidactas, deseosos de aprender por sí mismos y sin ayuda, llegando así a descubrir nuevos campos y matices. Al final, sus conocimientos serán muy profundos.

Con tendencia a la tristeza y al pesimismo, más inclinados a la reflexión que a la aventura y la iniciativa, reflexionan mucho antes de tomar una decisión, quizá porque ven el resultado de sus acciones como si su mente fuera una pantalla de cine.

Padecen con frecuencia:

Patologías respiratorias, especialmente bronquiales y pulmonares, rinitis, asma no alérgica, tuberculosis, pleuritis, así como enterocolitis, diarreas y estreñimientos. Con tendencia a la anemia y leucopenia, en la niñez tendrán cierto retraso en el desarrollo físico, con testículos ocultos, laxitud de ligamentos, y poco desarrollo muscular, aunque la estatura suele ser normal. Es frecuente que padezcan enuresis hasta altas edades, cistitis frecuentes, acné de tipo infeccioso, forúnculos, hipotiroidismo y a nivel digestivo, tendencia a úlceras duodenales.

Como síntesis:

Rinitis crónica. Infecciones de vías respiratorias que se agravan en el invierno como bronquitis, asma, sinusitis, vegetaciones, otitis y faringitis.

Afecciones dérmicas con acné, dermatosis, manchas y picores.

Alteraciones de ovarios e hipotiroidismo.

Anemias y reumatismos articulares no deformantes.

Dieta

La persona que sufre de sinusitis crónica o sinusitis aguda deberá respetar estrictamente esta dieta fácil, hasta que vea una mejora sensible en su enfermedad durante un período de tiempo marcado. La dieta no es necesariamente para bajar de peso, a pesar de que podría ayudar, y es básicamente para la nutrición en general, los senos paranasales y la salud intestinal.

Las infecciones crónicas de los senos, o incluso las rinitis alérgicas, pueden ser causadas o exacerbadas por las alergias o por algunos de los productos que figuran a continuación.

Los **productos lácteos** deben evitarse en esta dieta. La leche descremada, la mantequilla y el queso deben evitarse por su contenido en lactosa, así como el azúcar blanco pues contribuye a la proliferación de la levadura Candida. De hecho, se debería seguir una dieta contra la Candida.

La leche de vaca debe reemplazarse con soja enriquecida en calcio o productos de leche de arroz o avena. Lo mejor es empezar con leche de arroz y evitar la soja, pues también puede espesar el moco. Úsela solamente de forma esporádica, y después como una dieta preventiva.

Hay que reemplazar la **mantequilla** habitual por aquella que esté libre de productos lácteos con la posible excepción de caseinato de calcio y / o "proteína de suero de leche". Asegúrese de que la etiqueta diga "proteína de suero de leche" y no sólo "suero".

Los **vegetales verdes** tienen una gran cantidad de antioxidantes. Idealmente, hay que realizar 6 comidas pequeñas, uniformemente distribuidas a lo largo del día, la última 2 horas antes de acostarse, y que conste de diferentes grupos de alimentos. No obstante, suprimir la cena no le hará ningún daño. Al contrario de lo que pueda parecer, comer de esta manera realmente mantiene el peso corporal. Una dieta con comidas más pequeñas y frecuentes también construye a tener más energía.

Evite los pasteles, galletas, donuts, y **bollería**. Por desgracia, el azúcar y algunos sustitutos del azúcar, el gluten, la harina de trigo enriquecida y la levadura en estas golosinas, contribuye a problemas de los senos paranasales. Tampoco debe comer dulces de **chocolate**. Hay que reemplazarlos con alimentos naturales adquiridos en tiendas especializadas en las que vendan productos sin leche, sin trigo y sin azúcar, galletas y pasteles elaborados a partir de otros tipos de harina (por ejemplo: arroz, harina de mijo). ATENCIÓN: los alimentos bajos en grasas no están libres de azúcar. Para reemplazar el sabor perdido de menos grasa, a menudo se agregan azúcares a los alimentos dietéticos.

Cocinar cualquier dieta con aceite de oliva virgen o maíz. Algunas experiencias dicen que consigue eliminar la cándida de las paredes intestinales.

Con dieta o no, no se olvide de beber mucha agua para eliminar los residuos. Al menos 8 vasos al día, preferentemente mineral.

Complementos dietéticos

Vitaminas, Minerales, Ácidos Grasos Esenciales

La rinitis crónica o la atrófica requieren un tratamiento continuado con vitamina A.

Se recomienda abundancia de grasas insaturadas en la alimentación e inhalaciones de agua muy salada, quizá reforzada con algunas gotas de Própolis. También son adecuados alimentos como los higos, puerros, cebolla o dátiles.

Una cebolla partida por la mitad y situada cerca de la cabecera de la cama durante el sueño, alivia sensiblemente la destilación nasal.

Por lo menos, una combinación de vitaminas antioxidantes y minerales básicos se deben consumir regularmente, incluso por personas sanas:

Vitaminas: A, C y E

Minerales: Zinc y Selenio

Los Antioxidantes, vitaminas y minerales ayudan a protegerse de los radicales libres, esos átomos o grupos de átomos que flotan en la atmósfera con electrones no apareados que se adhieren a las membranas celulares y la dañan. Cuando esto ocurre, las células pueden funcionar mal o mueren y nuestro sistema inmune disminuye.

Muchas otras vitaminas, minerales, enzimas e incluso algunos metales son importantes para nuestra salud. Por lo general, los alimentos que comemos y la cantidad de estas cosas que nuestro cuerpo fabrica no son suficientes.

Vitamina C

La RDA recomienda una cantidad diaria de la vitamina C de 60 mg, pero esa dosis es insuficiente para aliviar una infección en los senos. Diversos estudios dicen que al menos son necesarios 800-1.000 mg de vitamina C cada día, aunque los nutricionistas de salud sugieren que se deben tomar hasta 2.000 mg de vitamina C dos veces al día.

Ácidos Grasos Esenciales

Se recomiendan dosis continuadas de ácidos grasos esenciales, los denominados como Omega 3, los cuales se encuentran en los aceites de pescado y el lino, pues nuestro organismo no los produce en suficiente cantidad. Estos ácidos grasos esenciales Omega 3, 6 y 9, además de los antioxidantes y fitosteroles, fortalecen las membranas celulares, reparan el daño y mejoran la transmisión neurológica de las señales y la función cerebral.

Otros remedios

Irrigación de los senos

Emplee agua de mar purificada y templada para irrigar los senos nasales. El suero Quinton, aunque un poco más caro, es muy adecuado. También lo puede utilizar para las alergias nasales. En tiempos antiguos, la gente de la India y el sudeste asiático utilizaron teteras, para realizar la irrigación de los senos. Hoy en día, el proceso se ha generalizado y ya hay aparatos económicos y fáciles de manejar en el mercado. Al principio hágalo con mesura pues puede producir tos, pero es normal, ya que el líquido drena también la garganta. Este es el procedimiento:

Póngase en el lavabo e incline la cabeza hacia abajo. Si dispone de una pera de goma, colóquela en una fosa nasal y apriete suavemente hasta que salga agua por la otra fosa nasal. Si se utiliza un utensilio comercial, coloque el tubo en el orificio nasal, incline la olla y drene el agua de la otra fosa nasal. Asegúrese de usar agua caliente destilada, estéril, Quinton o marina.

Repita en el otro orificio nasal. Cuando termine, haga gárgaras con agua.

Contraindicaciones

Las personas que padecen infecciones sinusales agudas no deben usar la irrigación de los senos. Este procedimiento va a empeorar la situación, ya que puede transmitir la bacteria al interior del cuerpo. Si se experimentan náuseas o dolor de oídos, hay que tener cuidado con la irrigación. Quizá solamente deba reducir la frecuencia y el tiempo de aplicación.

HUMIDIFICADORES

Muchos enfermos usan portátiles humidificadores de vapor frío para incrementar los niveles de humedad en el aire en el interior de sus hogares, en la creencia de que son saludables. Sin embargo, su uso incorrecto, así como la limpieza deficiente, puede causar asma, alergias y dificultades respiratorias, además de rinitis.

Hay tres tipos de humidificadores portátiles:

Vaporizadores -Estos tienen un elemento de calentamiento para que hierva el agua, y la humedad pasa al aire mediante el envío de una corriente de vapor caliente.

Humidificadores ultrasónicos -Producen una niebla muy fina, cuando el agua pasa por encima de un nebulizador ultrasónico (de alta frecuencia vibratoria).

Humidificadores de vapor frío -Funcionan sin calentar el agua. Un motor obliga a las gotitas de agua a formar una niebla, que luego se dispersa en el aire.

Riesgos potenciales para la salud

Para minimizar el riesgo para la salud, se recomienda:

Vacíelo después de cada uso.

Hay que limpiar y desinfectar el tanque de agua del humidificador regularmente. Las instrucciones pueden variar según el tipo de humidificador y con qué frecuencia lo utiliza.

Con los humidificadores de vapor frío, hay riesgo de efectos negativos sobre la salud si el agua no se expulsa después de su uso debido a que puede recoger bacterias que se multiplican en el agua estancada. Un humidificador de vapor frío no hierve el agua, por lo que no mata a las bacterias.

Vuelva a arrancar el humidificador de vapor frío al aire libre para eliminar esporas o bacterias que podrían empeorar la salud de las personas que ya tienen problemas respiratorios.

Nunca deje el agua reposar en un humidificador de vapor frío cuando no lo esté utilizando. Siempre vacíe el depósito de agua cuando apague el humidificador. Limpie y vuelva a llenar sólo cuando vaya a volver a usarlo.

Mantenga el humidificador en una ubicación céntrica y fuera de su habitación, especialmente durante la noche.

Mida su nivel de humedad en el interior con un higrómetro y mantenga la humedad en torno al 50% en el verano y el 30% en el invierno para evitar el crecimiento de moho. Si es necesario, puede utilizar un deshumidificador para reducir la humedad relativa.

Otras precauciones

Muchos consumidores tienen problemas después de usar humidificadores de vapor frío, porque se dan cuenta de que algunos modelos liberan altas concentraciones de partículas en el aire cuando se llenan con agua del grifo.

Estas partículas están hechas de los mismos materiales que causan la acumulación de cal en el interior calderas, y se considera inofensivo para la mayoría de la gente. Pero si el agua de la llave utilizada en el humidificador de vapor frío contiene sustancias tóxicas, existe el riesgo de que las partículas pudieran ser perjudiciales. El número de partículas liberadas en el aire es generalmente mucho menor cuando se utiliza agua destilada. Sin embargo, el agua del grifo es adecuada en la mayoría de los casos, siempre y cuando se cambie el agua y se limpie el humidificador sobre una base regular.

Los peligros de un humidificador ultrasónico

Los humidificadores ultrasónicos utilizan vibraciones ultrasónicas para mantener un nivel adecuado de humedad en el interior de una habitación. Sin embargo, su uso está relacionado con algunos peligros para la salud humana.

Un humidificador, más concretamente, un humidificador de ultrasonido, se utiliza comúnmente en muchos hogares para mantener la humedad relativa de una habitación o toda la casa, en algún lugar entre el 30% - 50%. Esta gama se considera que es ideal para un entorno de interior. Al optimizar el nivel de humedad en el aire, un humidificador de ultrasonidos evita problemas de salud como piel seca, picazón en los ojos, tos, etc., que surgen debido al bajo contenido de humedad en el aire. Además de éstos, otros problemas como el secado de muebles, formación de grietas en la pintura, y el pelado de fondos de pantalla también se reduce sustancialmente.

A diferencia de otros humidificadores, un humidificador ultrasónico utiliza vibraciones ultrasónicas para formar una niebla fría que se dispersa en el aire circundante, lo que aumenta el contenido de humedad. Algunos hierven el agua de los humidificadores para el mismo propósito, sin embargo, esto genera una fina niebla debido a la vibración de un diafragma de metal a una frecuencia ultrasónica, que no puede ser oído por los seres humanos. Dado que el agua utilizada en el humidificador no es hervida, las impurezas dentro del aparato se extienden a lo largo con la fina niebla generada.

Los riesgos de un humidificador ultrasónico son las impurezas que se agregan a un ambiente interior, junto con el contenido de humedad. Estas impurezas no son más que los minerales presentes en el agua del grifo que se utiliza en el aparato, y los microorganismos que crecen en el dispositivo debido a la presencia de agua estancada. Los minerales presentes en el agua, cuando se dispersa, formando un polvo blanco sobre las superficies. Estas capas de polvo blanco resultan ser caldo de cultivo para los microorganismos. A medida que el proceso de calentamiento no tiene lugar en un humidificador ultrasónico, los microbios tienden a florecer dentro del aparato y se dispersan junto con la niebla fina. Un humidificador se utiliza en presencia de ocupantes que han estado directamente en contacto con estas impurezas. Esto puede dar lugar a riesgos para la salud, como infecciones respiratorias, etc. Las personas que sufren de asma y otras enfermedades pulmonares son más propensas a los malos efectos de los humidificadores ultrasónicos. Los padres de los niños los utilizan a menudo para aliviar la tos y el resfriado, sin ser conscientes de que las impurezas pueden hacer que el bebé sufra de irritación respiratoria o problemas pulmonares graves. Con mayor nivel de humedad en el entorno, las posibilidades de crecimiento de moho en las superficies interiores también se incrementan. Esto es de nuevo un factor de riesgo para el desarrollo de problemas de salud en un individuo.

Otro peligro muy común que se asocia con todo aparato eléctrico, es el riesgo de una descarga eléctrica. Mantener el dispositivo conectado todo el tiempo y tener las manos mojadas para encender el aparato, puede ser razón suficiente para ser víctima de una descarga eléctrica. Como precaución, los niños y los animales domésticos deben mantenerse alejados del aparato para que no ocurra un accidente. Las quemaduras son también uno de los peligros a evitar. Como la niebla que produce el diafragma vibra a una velocidad ultrasónica, el aparato se vuelve sustancialmente caliente. Tocar el aparato mientras esté enchufado puede provocar quemaduras no deseadas.

La Agencia Ambiental de los EE.UU., la Agencia de Protección (EPA) y la Asociación de consumidores, (CPSC) han realizado estudios para averiguar si los humidificadores ultrasónicos en realidad tienen riesgos para la salud o no. Los resultados obtenidos confirman la dispersión de los minerales y los microbios en el aire interior, que es, sin lugar a dudas, un motivo de preocupación. Sin embargo, existe poca información sobre este tema y requiere más estudio.

Como precauciones adicionales, se recomienda:

No usar agua del grifo para la humidificación. En su lugar, use agua destilada o agua con bajo contenido de minerales para que el polvo blanco o la capa de minerales no se conviertan en una parte de la casa.

Mantenga la humedad relativa no superior al 50%. Cualquier cifra por encima de este límite hará que el interior sea muy húmedo y promueva el crecimiento de moho en la casa.

Hay que prestar especial atención a los pacientes con asma que son más propensos a desarrollar problemas de salud derivados del uso de un humidificador.

Sin embargo, y aunque mantengamos limpio el humidificador, hay dos cuestiones que los desaconsejan:

1- La humedad ambiental compite en el espacio con el oxígeno del aire, desplazándolo. EL aire se empobrece, se vicia y la respiración queda dificultada, especialmente si se ponen por la noche. Numerosos resfriados se convierten en bronquitis agudas y rinitis, simplemente por el uso de los humidificadores.

2- El aumento de la humedad favorece siempre la presencia de microorganismos, nunca los elimina.

Importante:

Nunca ponga un humidificador cuando el enfermo está durmiendo. Si considera necesario humidificar la habitación, hágalo cuando el enfermo no esté presente.

Haga mediciones sobre el grado de humedad ambiental, pues posiblemente no sea conveniente aumentarla.

OTROS LIBROS DE SU INTERÉS

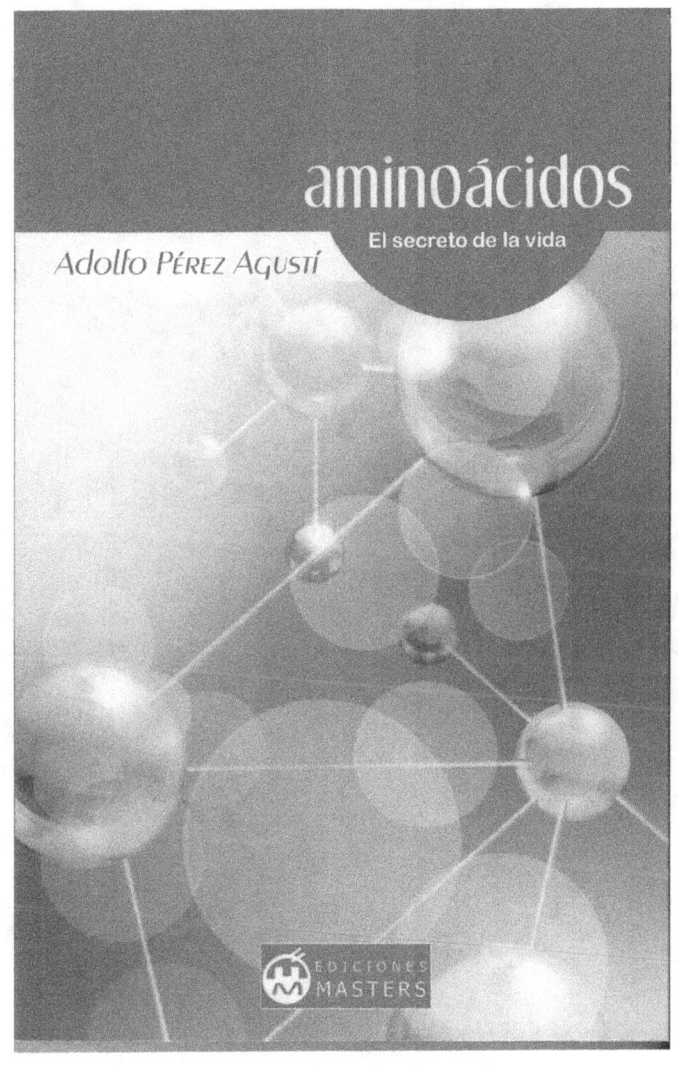

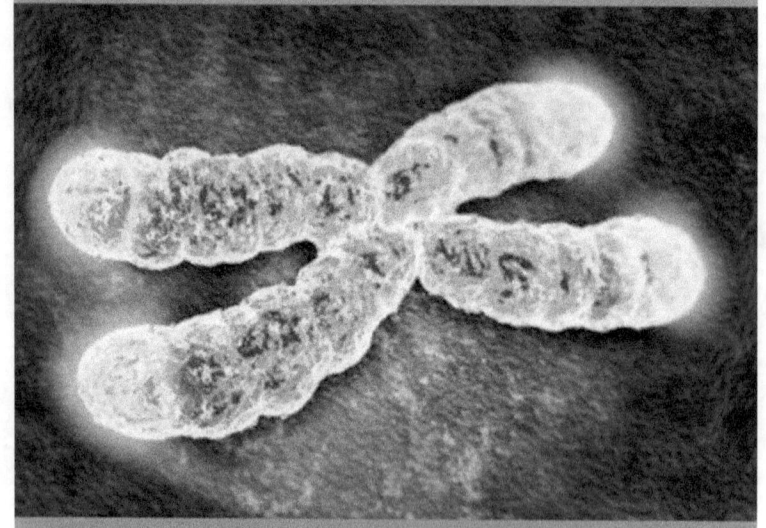

BIOLOGÍA
ANTIENVEJECIMIENTO

Telómeros y eternidad

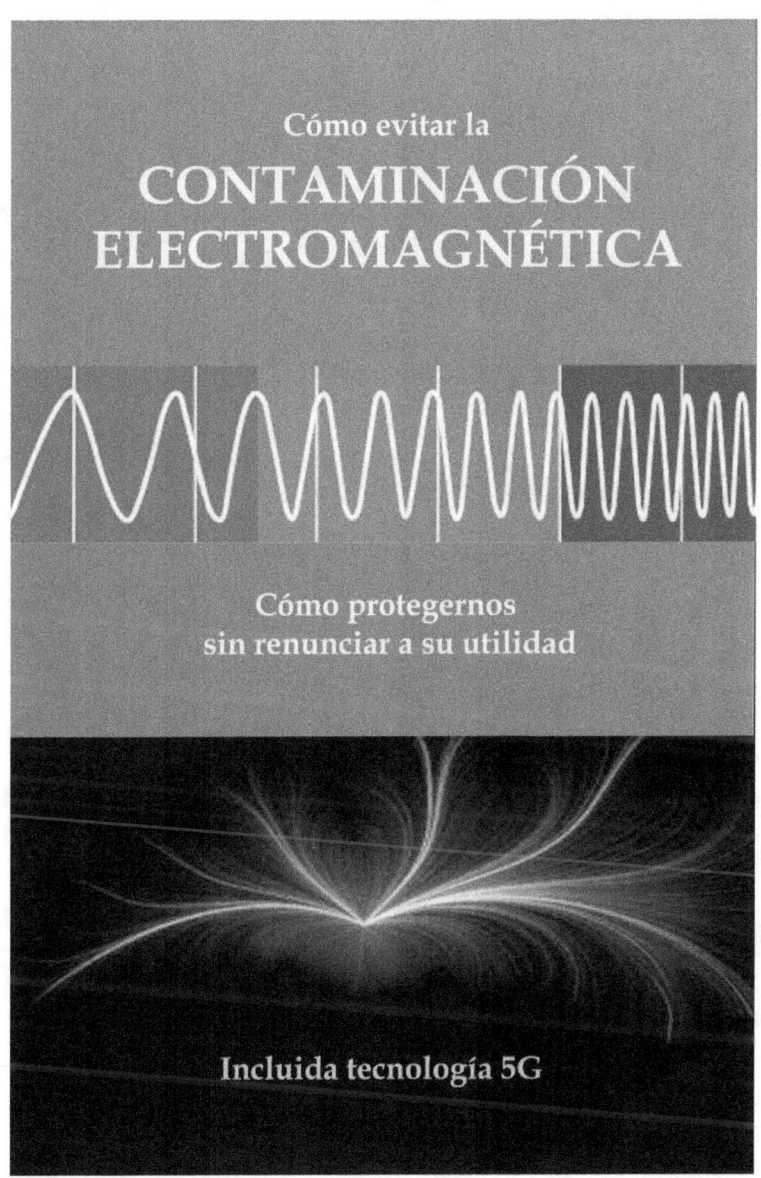

Cómo evitar la
CONTAMINACIÓN ELECTROMAGNÉTICA

Cómo protegernos
sin renunciar a su utilidad

Incluida tecnología 5G

DEPRESIÓN
La enfermedad de la tristeza

Adolfo
Pérez Agustí

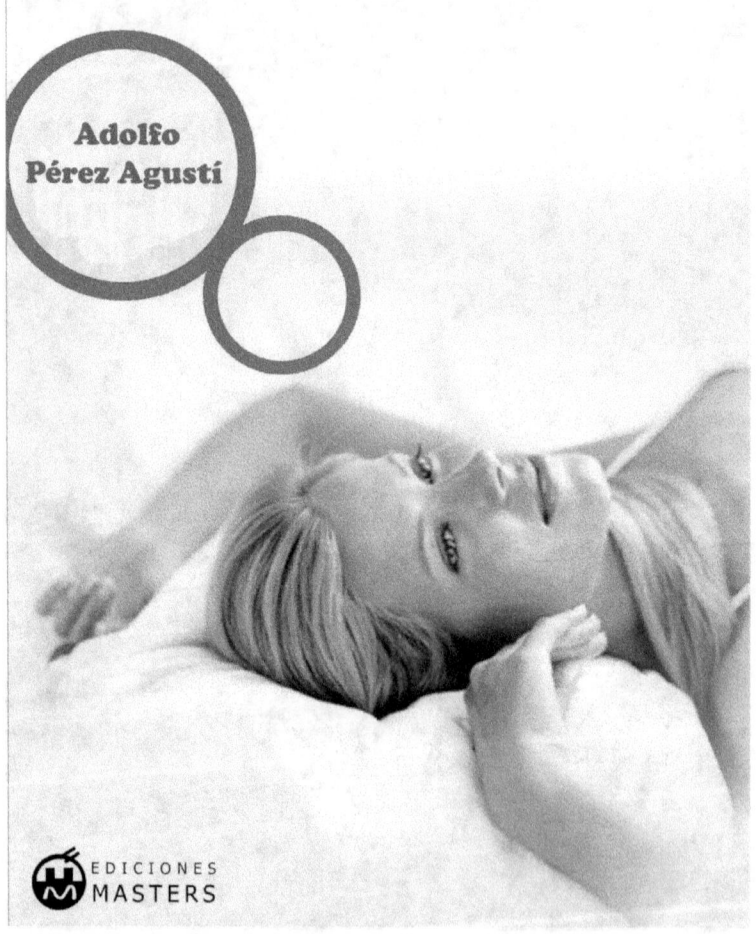

EDICIONES
MASTERS

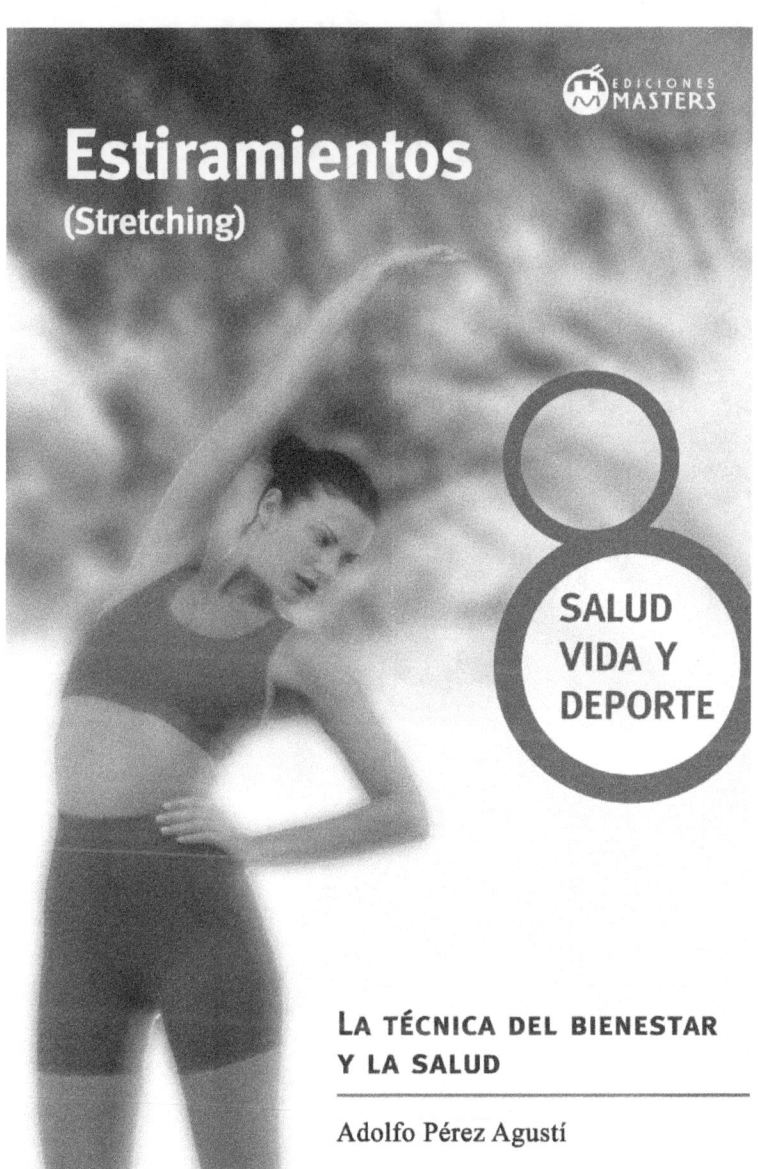

Estiramientos
(Stretching)

EDICIONES
MASTERS

8

SALUD
VIDA Y
DEPORTE

LA TÉCNICA DEL BIENESTAR
Y LA SALUD

Adolfo Pérez Agustí

www.ingramcontent.com/pod-product-compliance
Lightning Source LLC
Chambersburg PA
CBHW070645220526
45466CB00001B/303